JN280282

序　文

　航空機と光学器械は，動物の機能を真似た工業製品の双壁といわれている。両者とも，師である鳥と眼球の能力をある範囲に限れば，遥かに凌駕した弟子である。その一方，師の機能や形態は紀元後，紀元前を含めて数千年では生物の進化の単位以下である。

　眼科医療の対象は，優秀な弟子ではなく旧態依然たる師である。

　自然界の光，球，平面などは，自然があるがままに存在し，我々はそれを使いやすいようにして利用しているに過ぎない。光が直進する，波動するといってもある大きさに我々が規制した範囲の行動であり，もっと広大なあるいは微細な領域になると行動が変わってくる。球は光を結像させるが，それは球と光が互いの相対関係と環境によって行動するだけであり，収差という一見有害の如く取り扱われる現象も，我々が工業製品のようにある目的をもって自然現象を取り扱う場合に不便というに過ぎない。

　眼科医学の究極の目的は，視覚の発達，保存，回復であろう。他の科学領域からのサポートは絶対必須である。しかし個々の患者さんの信条までも含めた視覚の行動様式を第一線で対応するのは我々眼科医療の臨床である。眼科医療の光学は，他の科学領域に頼り過ぎていないだろうか。光学領域のなかで，眼科医学の存在の声をもう少し大きくするべきではないだろうか。

　眼科医療が光学に求める希望を具現するために，眼光学の基礎と展望を綴ったのが本書である。

　金原出版編集部の皆さんに，読者へのコミュニケーションをできるだけ誤解なきようにと提案し，実行してくれた努力に対し深甚の感謝を申し上げる。

2004年2月

西信　元嗣

診療必携　早わかり眼光学

CONTENTS
目次

Lecture 1 光学の復習 1

1. 光と幾何光学と波動光学 1
2. 基本的な光の性質 3
   - 2-1 屈折率と媒質 3
   - 2-2 光は直進する（幾何光学）........ 3
   - 2-3 反射の法則，屈折の法則（幾何光学）... 3
   - 2-4 光の進路は可逆的である（幾何光学）... 6
   - 2-5 偏光（波動光学）............... 6
   - 2-6 干渉（波動光学）............... 7
   - 2-7 回折（波動光学）............... 7
3. 鏡のはたらき 9
4. レンズのはたらき 10
5. 倍率 11
   - 5-1 基本的なレンズによる倍率 11
   - 5-2 眼光学での倍率 12
   - 5-3 眼科器械の接眼レンズの倍率 12
6. 絞り 13

Lecture 2 レンズの光学 15

1. レンズの種類 16
2. レンズの焦点 20
3. 3種類の屈折力 22
   - 3-1 薄いレンズの屈折力 22
   - 3-2 厚いレンズの屈折力 23
   - 3-3 頂点屈折力 23
4. レンズによって物体の像ができる 24
5. レンズの収差 25
6. 波面収差と補償光学 26

Lecture 3 プリズムの光学 29

1. プリズムの形 29
2. プリズムのはたらき 30
3. プリズムの強さ 31
4. プリズムの一般的な光学 32
5. プリズムによってもたらされる実際の眼の偏角 34
6. 膜プリズムとフレネルレンズ 35

Lecture 4 　眼球の光学　37

1. 模型眼　38
2. 角膜　39
3. 前房　42
4. 虹彩　43
5. 水晶体　44
6. 硝子体　45
7. 網膜　46

Lecture 5 　屈折検査の光学　47

1. 眼の屈折力と屈折度　48
2. 屈折と調節　49
3. 屈折異常の矯正　54
4. 屈折検査　56

    4-1 他覚法 …………………56
    　1 検影法 …………………56
    　2 オートレフラクトメータ …………60
    　3 フォトレフラクション応用の
    　　小児用レフラクトメータ …………60

    4-2 自覚法 …………………61
    　1 放射線乱視表を用いる乱視検査 ……61
    　2 クロスシリンダーを用いる乱視検査 ……63
    　3 レンズ交換法による球面屈折検査 ……63
    　4 レッドグリーン検査による
    　　球面屈折検査 …………65

5. 調節能の補助　66
6. 調節検査　67

Lecture 6 　めがねの光学　69

1. めがねレンズ　70
2. 球面レンズとトーリックレンズ　71
3. 球面レンズと非球面レンズ　72
4. 単焦点レンズと多焦点レンズ　73
5. 円柱レンズの転換　74
6. 枠のはたらき　75
7. 頂点間距離　76
8. Spectacle accommodation　77
9. 瞳孔間距離と光学中心間距離　78

Lecture 7 コンタクトレンズの光学 ... 81

1. ハードコンタクトレンズの光学 ... 82
2. ソフトコンタクトレンズの光学 ... 84
3. トーリックコンタクトレンズの光学 ... 85
4. 老視用コンタクトレンズの光学 ... 87
5. オルソケラトロジー ... 88

Lecture 8 屈折矯正手術の光学 ... 89

1. RK (radial keratotomy：角膜放射状切開術) ... 90
2. AK (astigmatic keratotomy：乱視矯正角膜切開術) ... 91
3. PRK (photorefractive keratectomy) ... 92
4. LASIK (laser in situ keratomileusis) ... 94
5. LASEK (laser epithelial keratomileusis) ... 95
6. Phakic IOL (phakic intraocular lens) ... 96
7. IOL (intraocular lens) ... 97

Lecture 9 眼球の光学的シミュレーション ... 99

1. 角膜の前面の曲率半径が変わると ... 100
2. 角膜の後面の曲率半径が変わると ... 101
3. 角膜の屈折率が変わると ... 102
4. 房水の屈折率が変わると ... 104
5. 水晶体前面と後面の曲率半径が変わると ... 105
6. 水晶体の屈折率が変わると ... 106
7. 硝子体腔の長さが変わると ... 107
8. 硝子体の屈折率が変わると ... 108

光学の復習

Lecture 1

はじめに

この章の前半は，一般の光学のうち，眼光学に必要な部分のまとめである。

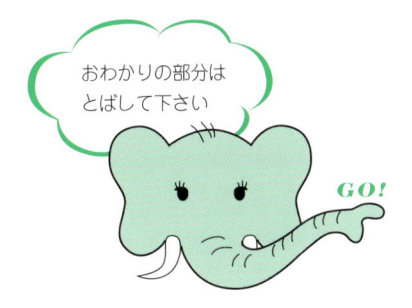

おわかりの部分はとばして下さい

GO!

1 光と幾何光学と波動光学

　光は，電磁波である。電磁波とは，電場と磁場が時間的空間的に振動する波動である。網膜，中枢における視覚の発生過程を研究するには，光と分子，原子の関わりまで言及しなければならないが，外界の像が網膜表面にどのような像を結ぶかを考える眼光学の範囲では，光を粒子または波として，その性質をコントロールすることで必要十分である。これはちょうど日常生活における水を考えるとき，流体としてのとらえ方が必要だが，「水素原子2個と酸素原子1個で云々…」といった情報まで必要がないのと同じである。

　幾何光学とは，光の伝わり方を光線の集まりとして表現する方法である。光の波長が零においてのみ成立する近似理論であるが，カメラなどの光学器械の設計に重宝されている。分解能の精度が光の波長よりもかなり荒くてよい場合のみ正しい。ちなみに，可視光の波長は400〜800nmである。幾何光学で簡単に表現できないのは，回折，干渉，偏光などの現象である。

波動光学とは，光の伝わり方を波として表現する方法である。物理光学とほぼ同義である。現象を幾何光学よりも忠実に表現したことになるが，一般に計算が複雑になる。また，光が物質とのあいだでエネルギーを交換するとき，例えば外界の像が網膜表面にでき，視細胞の分子にエネルギーを渡すときなどでは，光を粒子として考えたほうが説明しやすい。要は目的に応じて，精度を考えながら，使い分けることになる。（**図1-1，表1-1**）

点光源から遠く離れると点光源（無限に小さい光源）から発した光は同心円の波面（波動光学）としてスタートし，時間の経過とともに広がってゆく。ある方向の波の先端を順次つないだ線で表したものが光線（幾何光学）である。

図1-1 幾何光学と波動光学

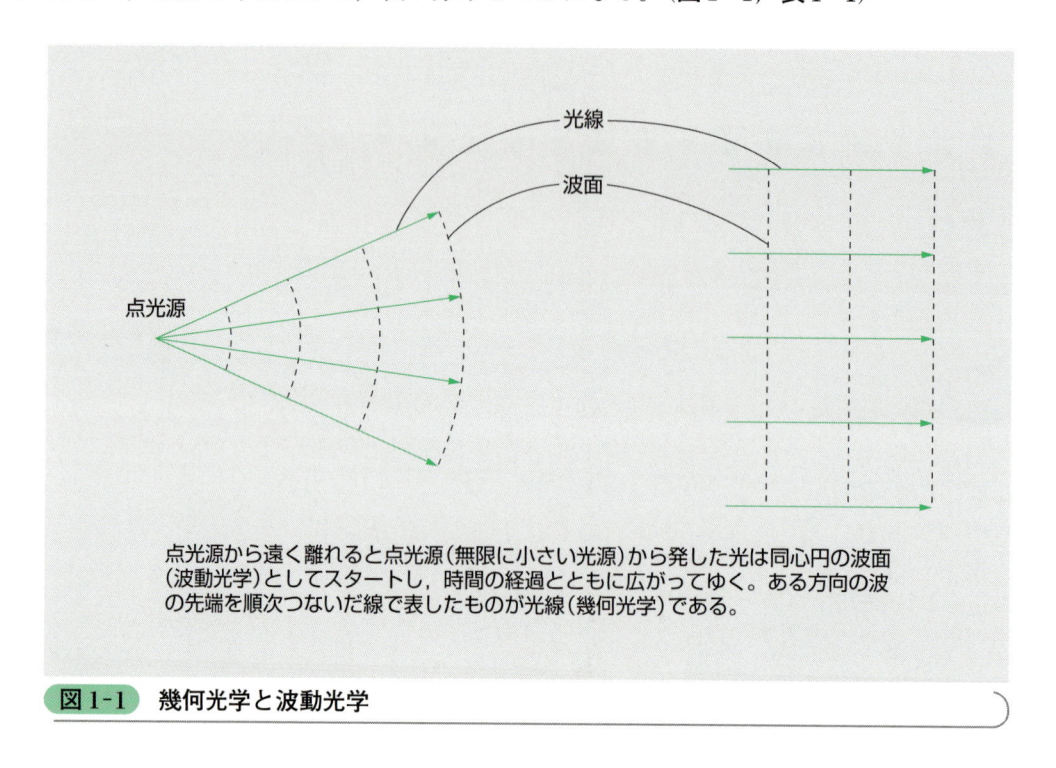

表1-1 メートル法の単位

	単位	表記法
メートル	m	
ミリメートル	mm	10^{-3} m
マイクロメートル	μm	10^{-6} m
ナノメートル	nm	10^{-9} m

2 基本的な光の性質

■ 2-1 屈折率と媒質 ■

　光の伝わる速さは，真空中が最も速く，それぞれの物質によってその速さが決まっている。水は真空の約1.3倍遅く，ガラスは約1.5倍遅い。この1.3とか1.5をその物質の屈折率という。空気は，真空に極めて近いので，通常は屈折率を1として取り扱う。この屈折率は，それぞれの物質に応じて，また波長によって微妙に異なる。したがって，物質の屈折率は基準波長（従来はd線：587.56nmであったが，1998年1月以降はe線：546.07nmとなった。JIS B 7090）に対して示される（図1-2）。

　光の伝わる環境を媒質という。等方等質の媒質ということがいわれる。これは物質の物理的性質が方向によって変わらず，均一であることを指す。また，媒質中で光の吸収が起こる。

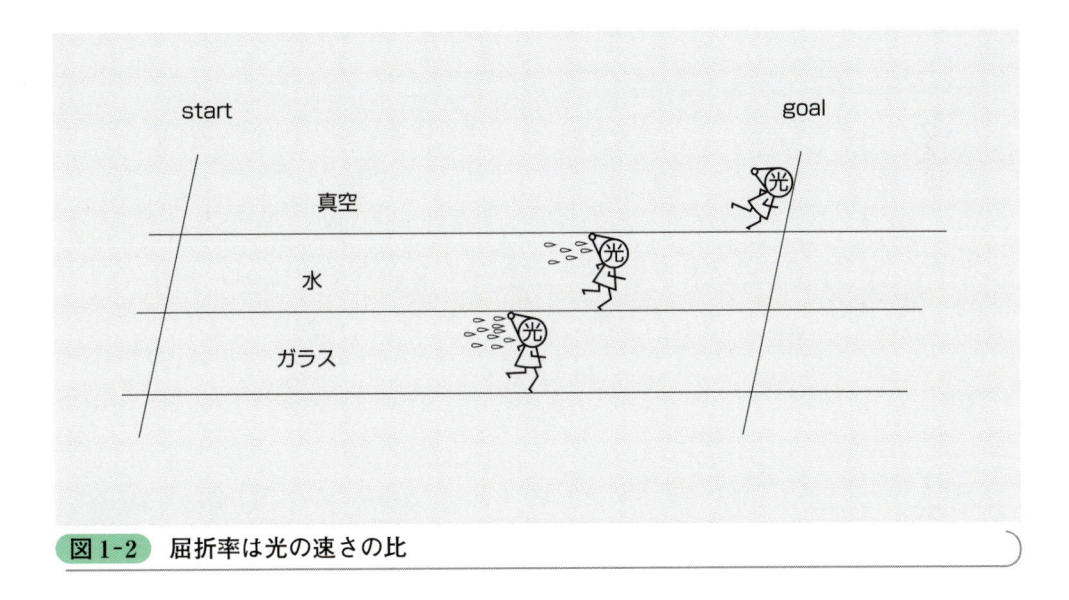

図1-2 屈折率は光の速さの比

■ 2-2 光は直進する（幾何光学） ■

　同一媒質中（等方等質であれば）では，光は直進する。

■ 2-3 反射の法則，屈折の法則（幾何光学） ■

　異なる媒質の表面で反射，屈折が一定の法則で起こる（図1-3）。

　媒質の境界面に到達した光は，到達点で反射および屈折を起こすが，面が平面，球面のように規則的な面であれば，全体として規則的な反射，屈折を起こすし，不規則な面であれば全体として不規則な反射，屈折を起こす。光源が点でなく，ある広がりをもつ場合は，点光源の集合と考える。また，明るい場所でその存在がわかる物体は，物体の表面から反射する光を，物体の表面にある点光源の集合と考えればよい。反射は入射角と反射角が等しいので簡単である（図1-4，5）。

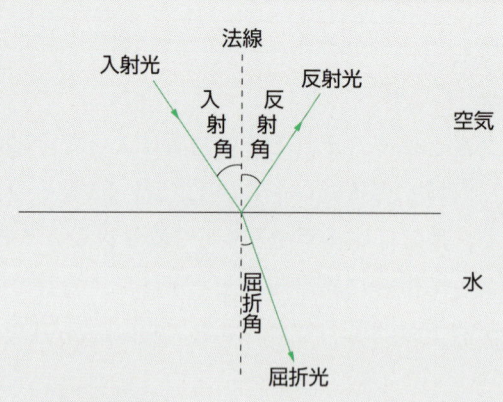

反射：入射角＝反射角
屈折：sin（入射角）×空気の屈折率＝sin（屈折角）×水の屈折率

図 1-3 反射・屈折の法則

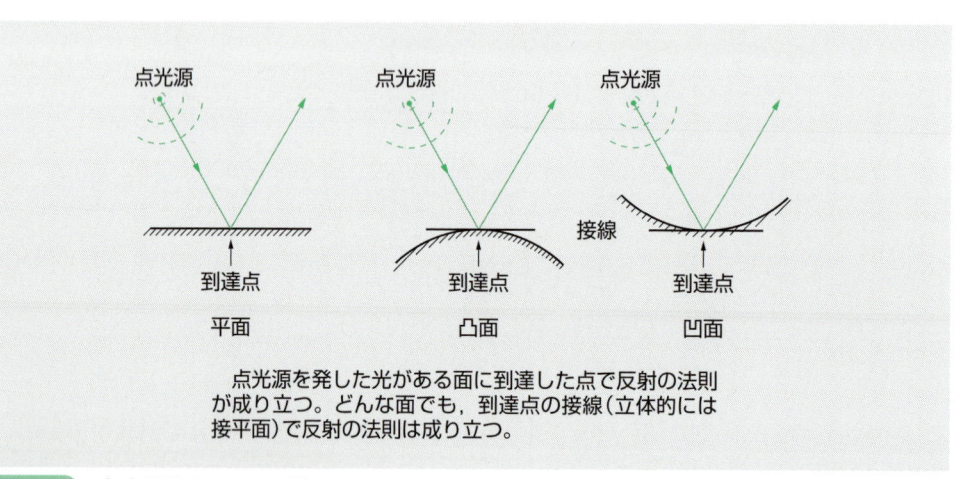

点光源を発した光がある面に到達した点で反射の法則が成り立つ。どんな面でも，到達点の接線（立体的には接平面）で反射の法則は成り立つ。

図 1-4 点光源と面での反射

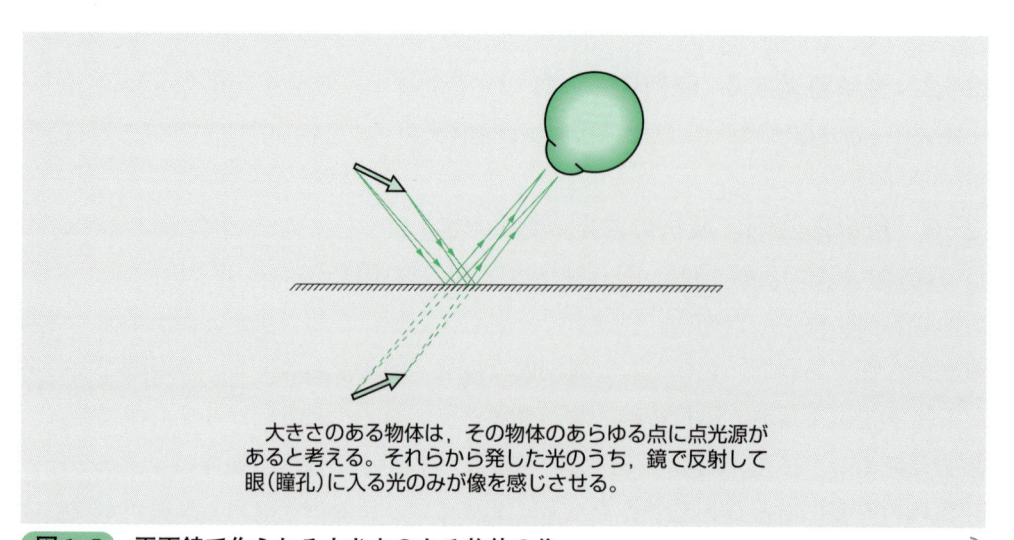

大きさのある物体は，その物体のあらゆる点に点光源があると考える。それらから発した光のうち，鏡で反射して眼（瞳孔）に入る光のみが像を感じさせる。

図 1-5 平面鏡で作られる大きさのある物体の像

図1-6 平面における屈折

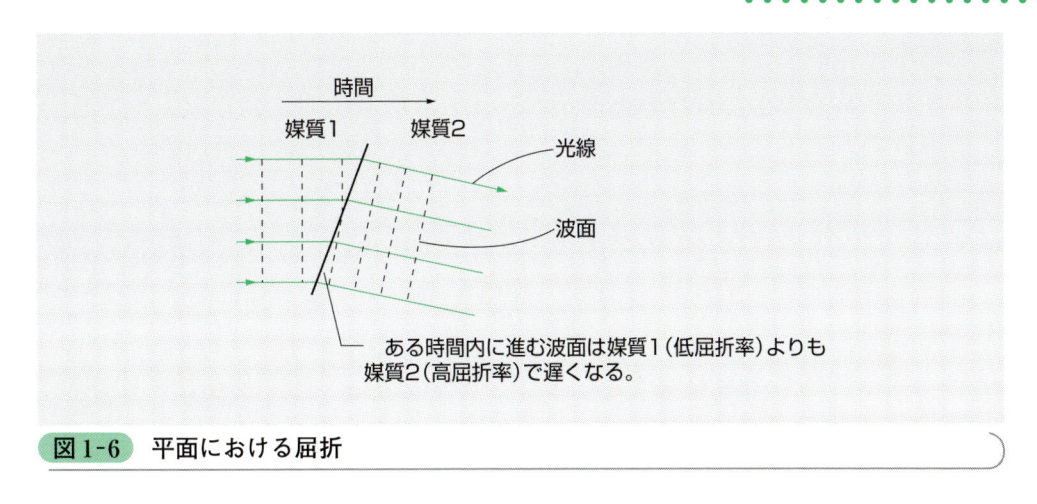

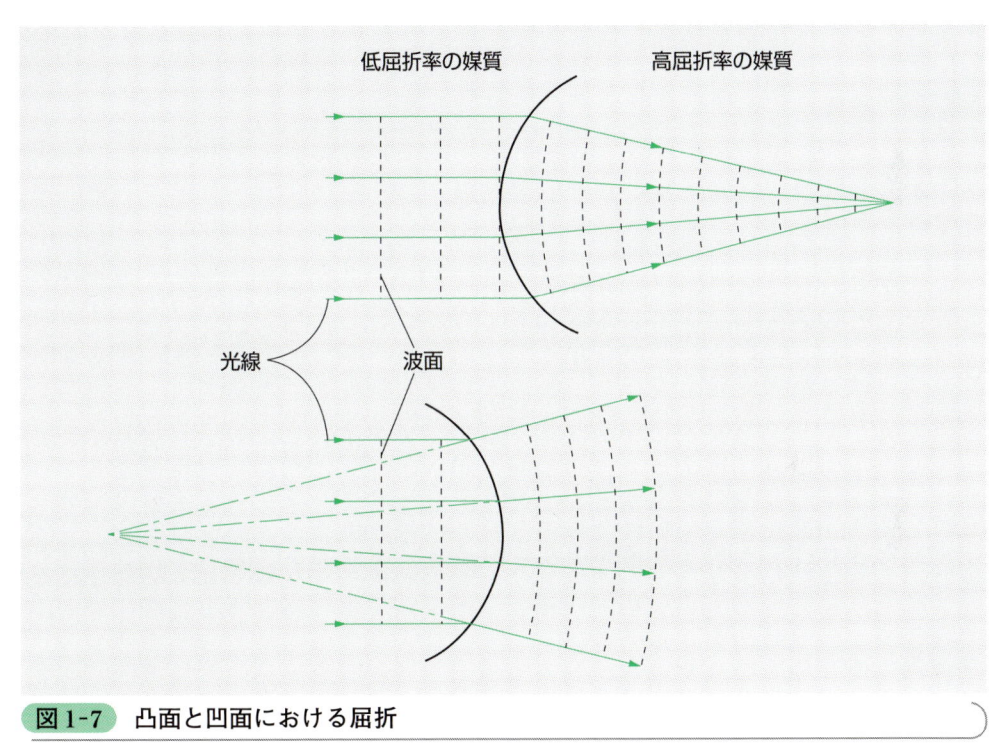

図1-7 凸面と凹面における屈折

　屈折は異なる媒質との屈折率の関係によってもう少し複雑になる。図1-6, 7には低屈折率の媒質から高屈折率の媒質に進む場合を描いてあるが，次項の"逆進の法則"を使って高屈折率の媒質から低屈折率の媒質に進む場合を類推することができる（**図1-6, 7**）。

　高い屈折率の媒質から低い屈折率の媒質に光が進むとき，入射角の角度が，ある角度以上であれば異なる媒質中に進むことができず，すなわち屈折が起こらず反射のみが起こる。この現象を全反射という。硝子体手術の眼内照明に用いる光ファイバーは全反射の応用であり，前房隅角がスリットランプだけで観測できないのは，隅角からきた光が角膜前面で全反射を起こすからである。曲面での反射屈折は，光の入射点での曲面の接平面に対して，法則が成立する（**図1-8, 9**）。

図 1-8 全反射

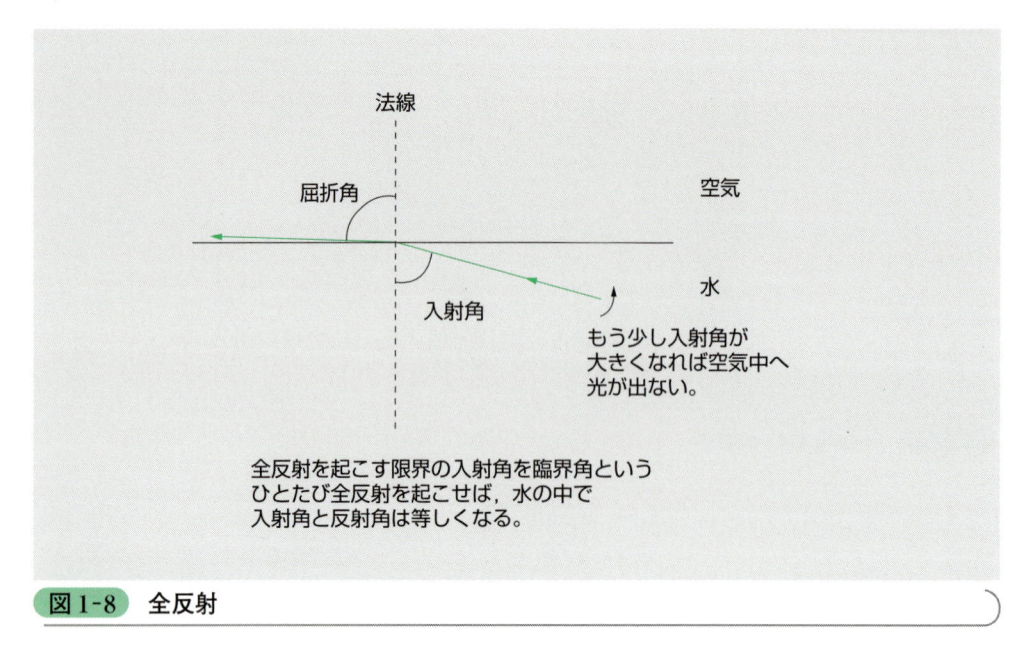

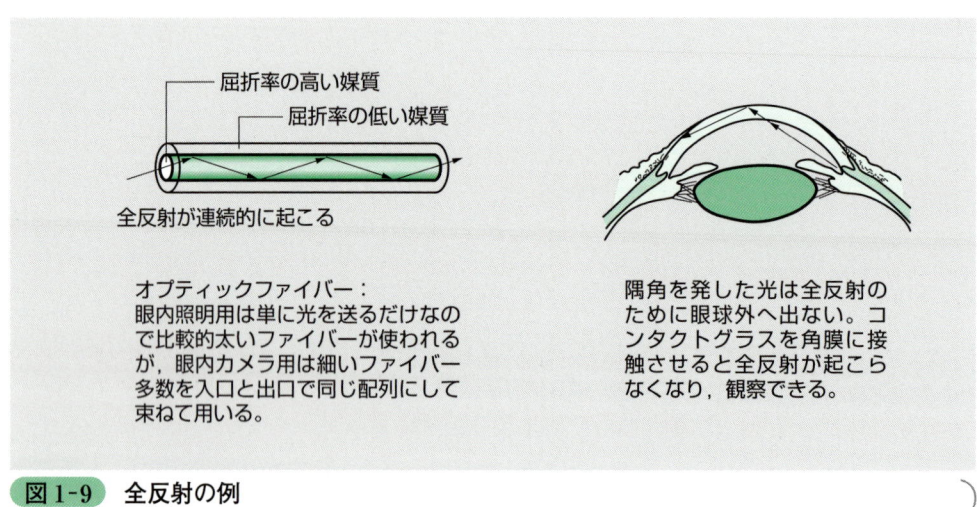

図 1-9 全反射の例

■ 2-4 光の進路は可逆的である（幾何光学）■

逆進の法則ということがある。光の到達点から，逆に，出発点に対して同じ経路をたどる。これは鏡に相手の目が映っておれば，相手もまたこちらの目を見ることができるという事象からも理解できる。

■ 2-5 偏光（波動光学）■

光の波はその進行方向に対し垂直に振動している。特定の方向だけに振動する光波を偏光という。偏光板で偏光をつくることができる。両眼開放視力検査などに用いられている（図1-10）。

図 1-10 偏光

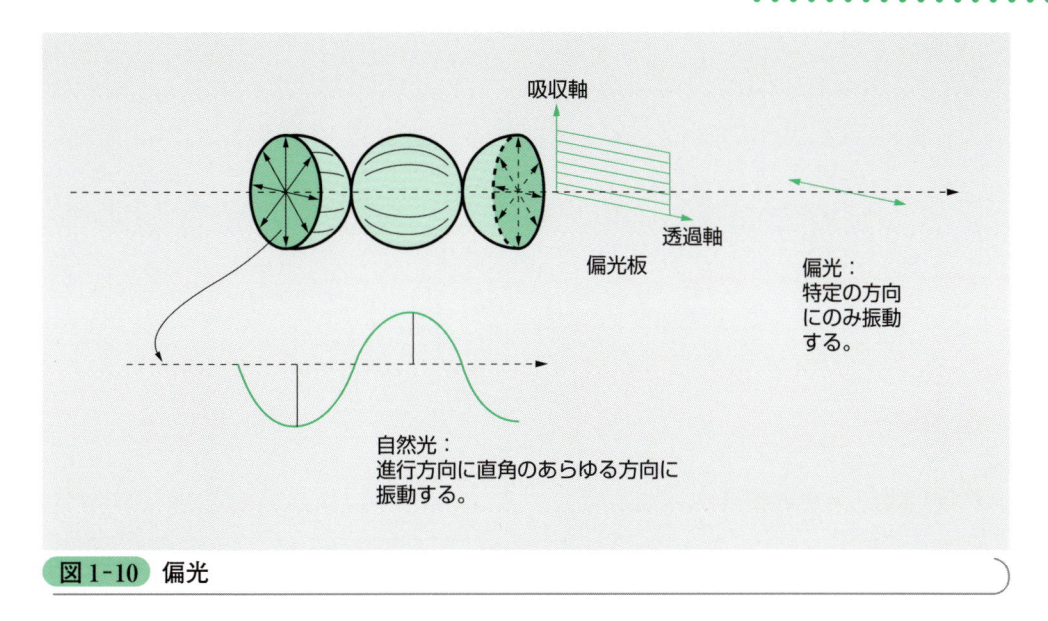

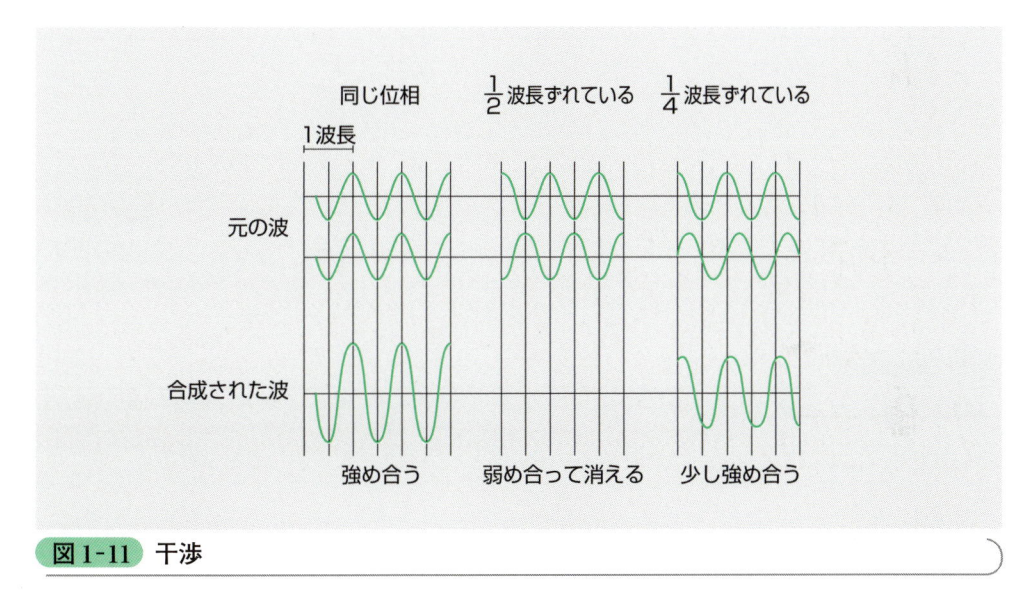

図 1-11 干渉

■ 2-6 干渉（波動光学）■

二つ以上の光波を重ねると，強め合ったり，弱め合ったりする。強め合うか弱め合うかは，波の位相の差による。眼鏡レンズの反射防止のコーティングはこの現象の利用である（図1-11）。

■ 2-7 回折（波動光学）■

波は障害物にあたるとそこで二次波を生ずる。したがって，波は障害物の後ろにまわる。この現象を回折という。瞳孔の縁の各点で回折が生じ，二次波が多数生じ，前項の干渉を起こす（図1-12）。

図 1-12 回折

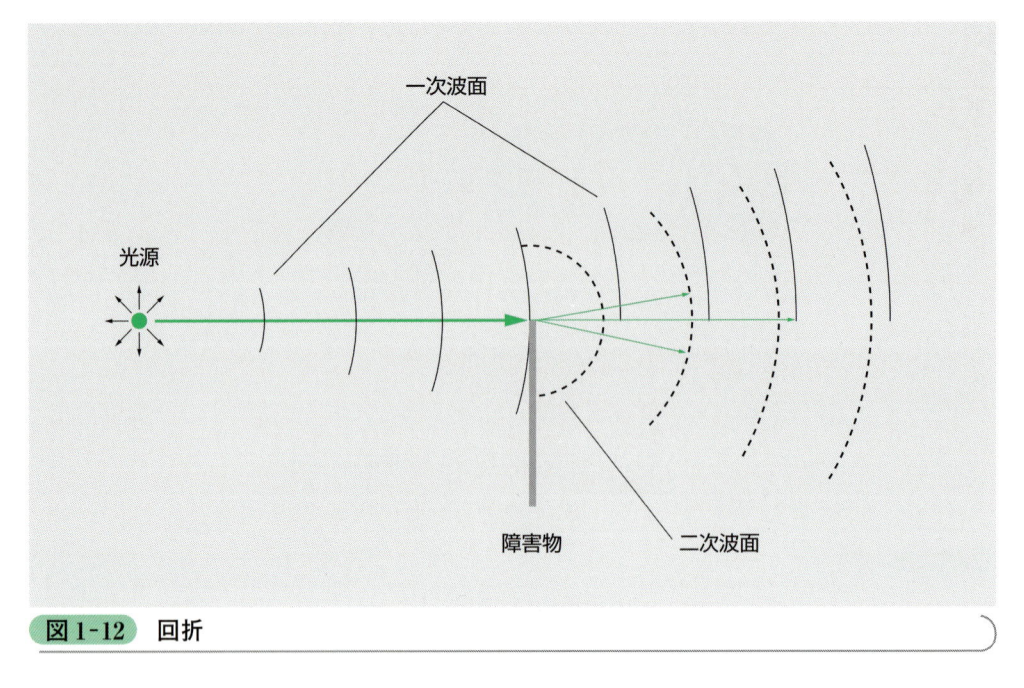

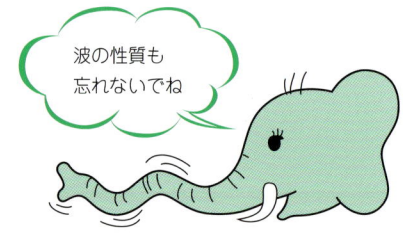

（吹き出し：波の性質も忘れないでね）

回折のマジック

鶏の羽を通して，電灯のほうへかざした手指を見ると，一見，手指の骨が見えるというマジックがある。鶏の羽毛で起こった回折のためである。羽根ぶとんの羽を一枚失敬しても試せる。

3 鏡のはたらき

　平面，球面などの規則的な面は，平面鏡，凸面鏡，凹面鏡として利用される。凸面，凹面が球面であるとき，その球の中心を通る直線を凸面鏡，凹面鏡の光軸という。光軸上に置かれた物体が凸面鏡，凹面鏡によってできる像の位置と大きさは，幾何光学の作図によって簡単に求められる。

　❶ 物体から中心に向かう光線
　❷ 物体から出て，光軸に平行な光線

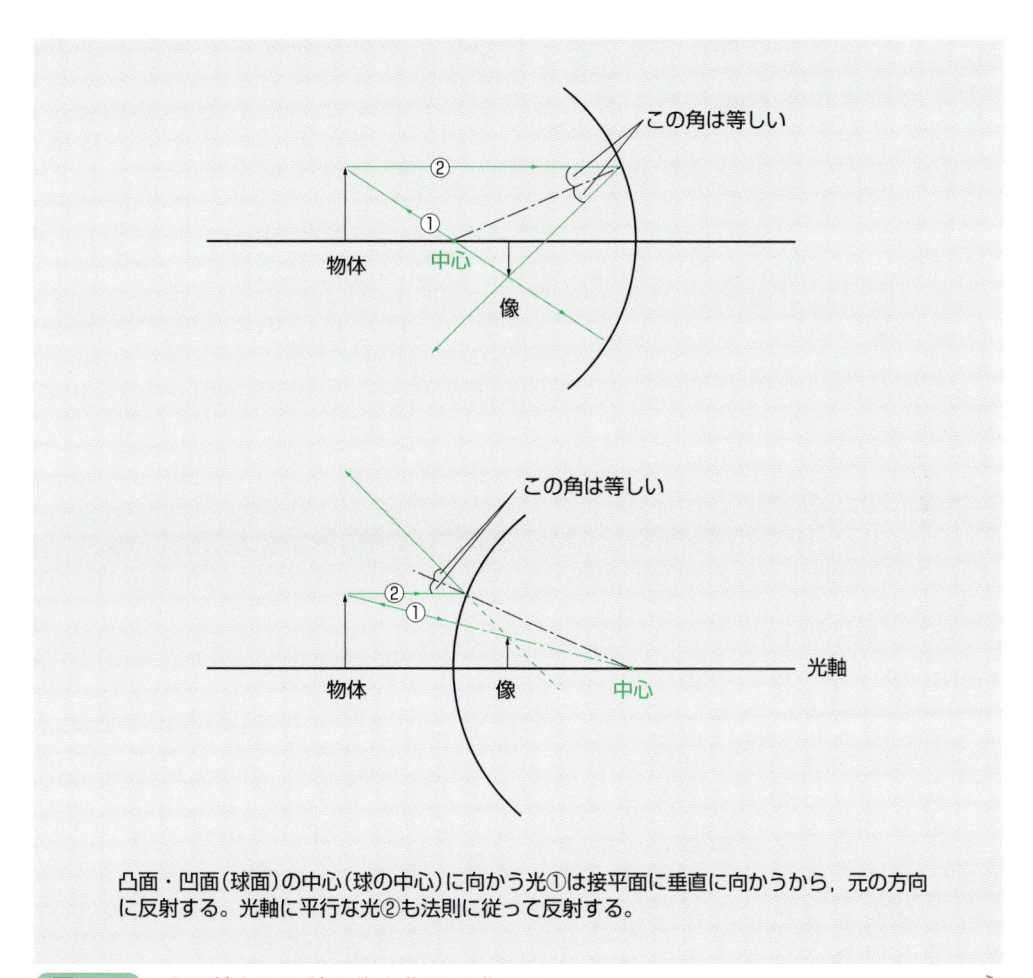

の2本の光線を描けば求められる。❶ の物体から中心に向かう光線は，円の接線（球の接面）の法線なので，入射した経路を逆に反射する。❷ の物体から出て，光軸に平行な光線は，入射点の法線（入射点から中心に至る線）に対して対称に反射する（**図1-13**）。

凸面・凹面（球面）の中心（球の中心）に向かう光①は接平面に垂直に向かうから，元の方向に反射する。光軸に平行な光②も法則に従って反射する。

図1-13　凸面鏡と凹面鏡の像を作図で求める

4 レンズのはたらき

　空気よりも高い屈折率の物質でできており，面が球面で，レンズの真中が周辺よりも分厚いのを凸レンズ，真中が周辺よりも薄いのを凹レンズという。無限遠からの光（例えば太陽の光）がレンズを通れば凸レンズでは光が一点に集まる。凹レンズでは一点から発したように広がる。この一点を焦点という。この焦点の位置がわかっておれば，物体と像の位置は作図できる。

　　❶ 物体からレンズの中心に向かう光線　　　❷ 物体から出て，光軸に平行な光線

　❶の物体からレンズの中心に向かう光線は，屈折しない。❷の物体から出て，光軸に平行な光線は，レンズ通過後，凸レンズでは焦点に向かい，凹レンズでは焦点から発した光線となる（図1-14）。

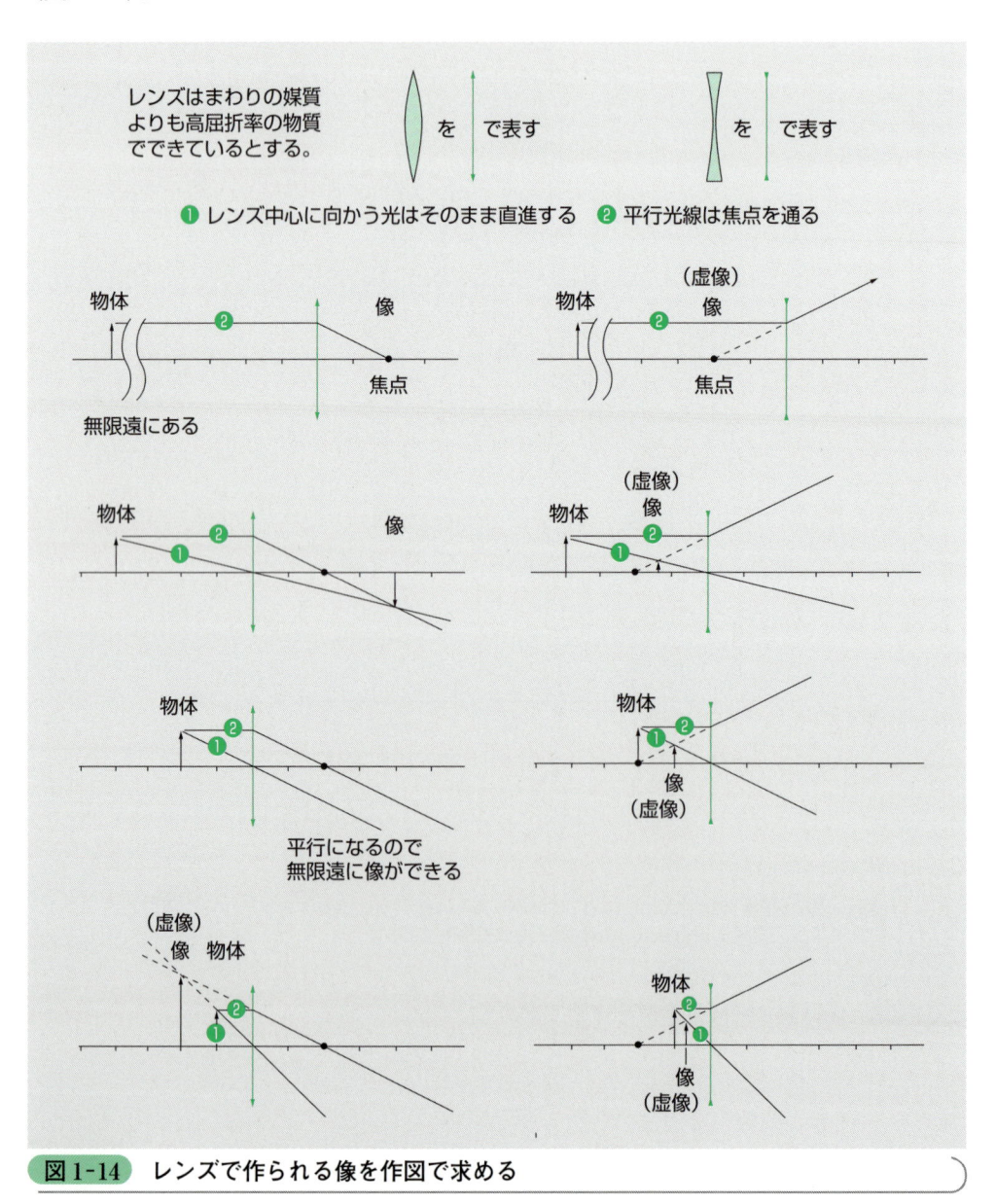

図1-14　レンズで作られる像を作図で求める

5 倍 率

■ 5-1 基本的なレンズによる倍率 ■

最も簡単なのは，物体の大きさと像の大きさの比較である。これは図 1-16 にみるように，物体と像の距離から計算される。しかし，もう少し詳しくみると，これはレンズの光軸に対して垂直な大きさ，すなわち横方向の大きさだけを表すので，横倍率と呼ばれ，他に，縦倍率と角倍率がある（図 1-15，16）。

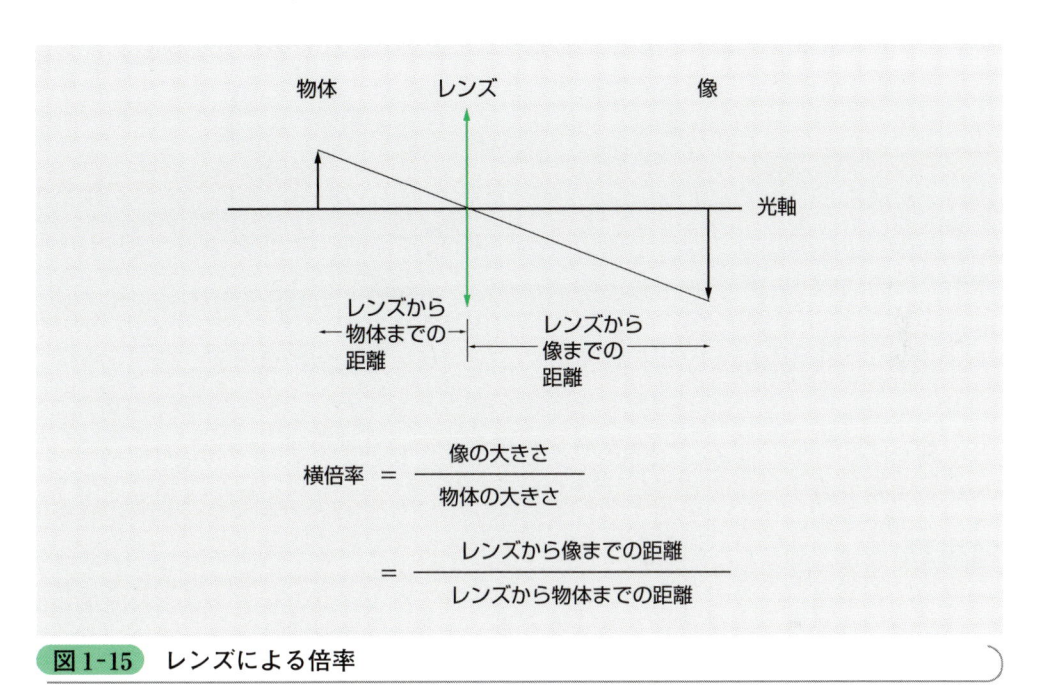

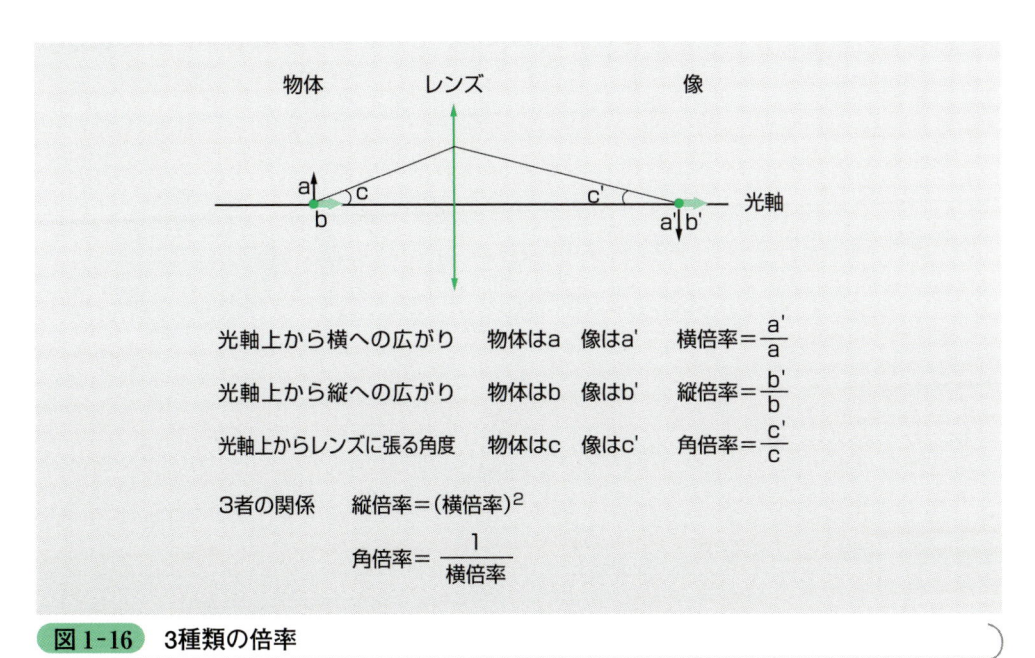

$$\text{横倍率} = \frac{\text{像の大きさ}}{\text{物体の大きさ}}$$

$$= \frac{\text{レンズから像までの距離}}{\text{レンズから物体までの距離}}$$

図 1-15 レンズによる倍率

光軸上から横への広がり　物体は a　像は a'　横倍率 $= \dfrac{a'}{a}$

光軸上から縦への広がり　物体は b　像は b'　縦倍率 $= \dfrac{b'}{b}$

光軸上からレンズに張る角度　物体は c　像は c'　角倍率 $= \dfrac{c'}{c}$

3者の関係　　縦倍率 $=$ (横倍率)^2

　　　　　　角倍率 $= \dfrac{1}{\text{横倍率}}$

図 1-16 3種類の倍率

縦倍率とは，光軸に沿った前後の広がり，角倍率とは，レンズに向かう光線から光軸への角度の大きさをいう。もう少し厳密には，縦倍率は光軸上に存在する共役な線分の比，角倍率は前後の焦点での角度の正接比である。

∎5-2 眼光学での倍率 ∎

光学器械を通して物を見た倍率は，角倍率と呼ばれることがある。前項の角倍率とは別物なので注意が要る（図1-17）。

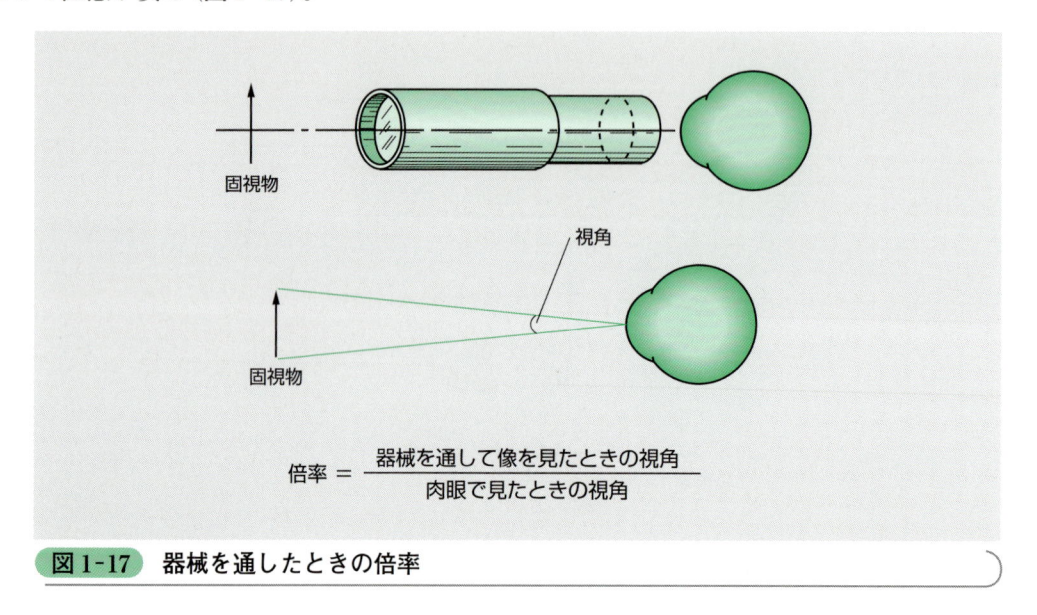

$$倍率 = \frac{器械を通して像を見たときの視角}{肉眼で見たときの視角}$$

図1-17 器械を通したときの倍率

∎5-3 眼科器械の接眼レンズの倍率 ∎

器械の対物レンズがとらえた物体の像を拡大する。したがって，対物レンズの像に対する倍率である（図1-18）。

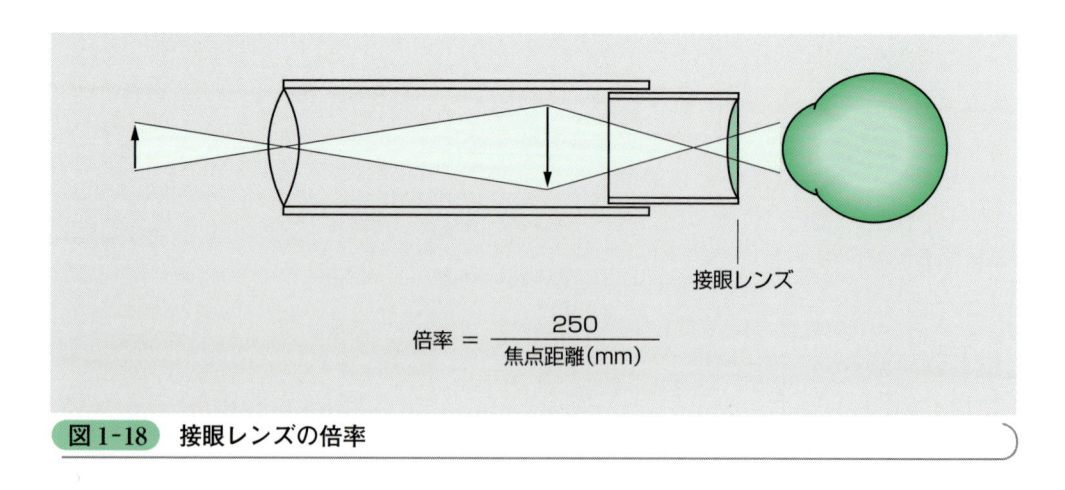

$$倍率 = \frac{250}{焦点距離(mm)}$$

図1-18 接眼レンズの倍率

6 絞 り

　カメラの絞りを想起していただきたい。定義的な記述をすれば，光学系の光軸に直角の孔といえる。その機能は，光学系に入る光量と光学系の視野をコントロールする。光量を規制する絞りを開口絞り，視野を規制する絞りを視野絞りということもある。絞りをその光学系の物体と考えて，光は通常その光学系の左から右に進むとして，絞りよりも左側のレンズ系によって作られる開口絞りの像(物体空間の像)を入射瞳("ひとみ"と読む)，絞りよりも右側のレンズ系によって作られる開口絞りの像(像空間の像)を射出瞳という。虫めがねのようにレンズが1個だけの光学系では，レンズ縁が絞りの働きをする(図1-19)。

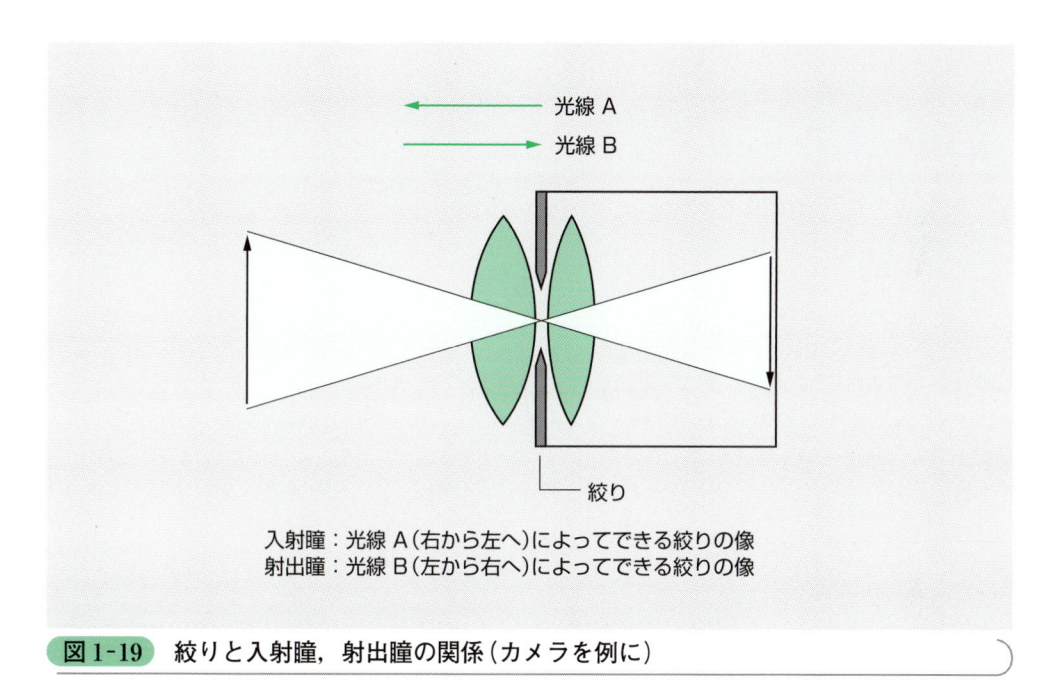

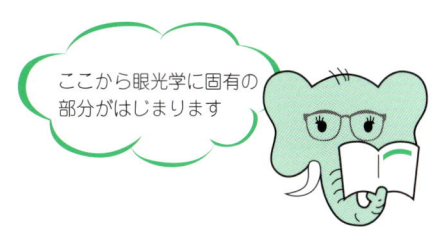

入射瞳：光線A(右から左へ)によってできる絞りの像
射出瞳：光線B(左から右へ)によってできる絞りの像

図1-19 絞りと入射瞳，射出瞳の関係(カメラを例に)

> ここから眼光学に固有の部分がはじまります

Lecture 2

レンズの光学

はじめに

眼科臨床で使うレンズの基本的なものは，視力検査室の検眼レンズセットに収められている。それを眺めながら，話しを進めてゆく（図2-1）。

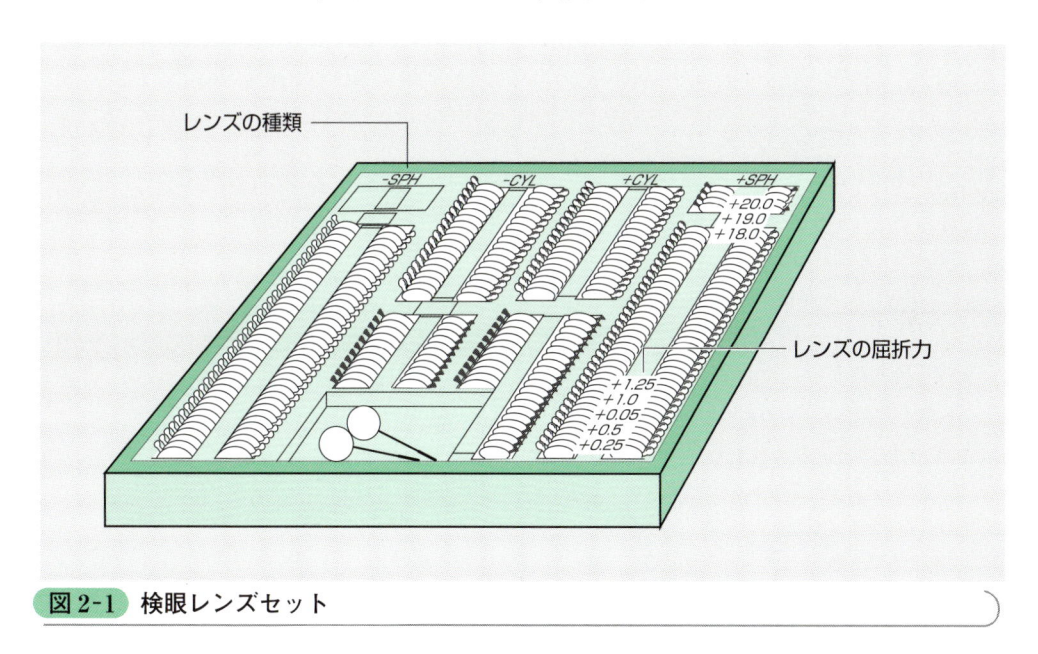

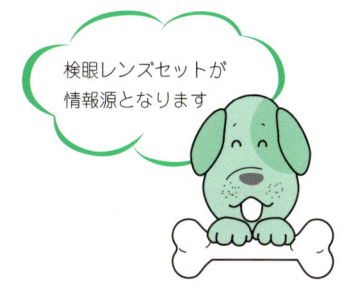

図 2-1 検眼レンズセット

検眼レンズセットが情報源となります

1 レンズの種類

　レンズは,球面レンズと円柱レンズ(通常はこのように表現するが,厳密には円柱面レンズ)があり,それぞれに,凸(とつ)レンズと凹(おう)レンズがある。日常,凸(とつ)レンズをプラスレンズ,凹(おう)レンズをマイナスレンズという。球面プラスレンズは遠視を矯正したり,老視の調節能力を補助する。球面マイナスレンズは近視を矯正する。円柱レンズは(正)乱視を矯正する。

　眼科臨床で使うレンズは,普通には,透明で,屈折率(後述)が空気よりも大きい(高い)ものに限られるので,プラスレンズは真中が分厚く,マイナスレンズは真中が薄い。特にことわらない限り,その前提で話を進める(図2-2)。

　球面レンズは,レンズの前面(光が入る面)も後面(光が出る面)も球面でできている(前面または後面が平面の場合は,その面は地球のように極めて大きな球とみなす)。プラスレンズは,二つの球面が互いに食い込んでドッキングしたときの重なり部分,マイナスレンズは,二つの球面をわずかの空間をおいて並べたときの,空間の部分である。そして,二つの球のそれぞれの中心を結ぶ線が,そのレンズの光軸である(図2-3)。

　円柱レンズは,円柱の面からつくられる。プラスレンズは,円柱を円柱軸に平行に切り取れば,その切り取り部分である。マイナスレンズは,厚い透明板ガラスから,先のプラスレンズを切り取り,その残りがマイナスレンズと考えるとわかりやすい。円柱レンズは,上から見ると(円柱の軸に直角な断面)球面レンズと同じ形であるが,横からみると(円柱の軸に平行な断面),ただの板ガラスである(図2-4～6)。

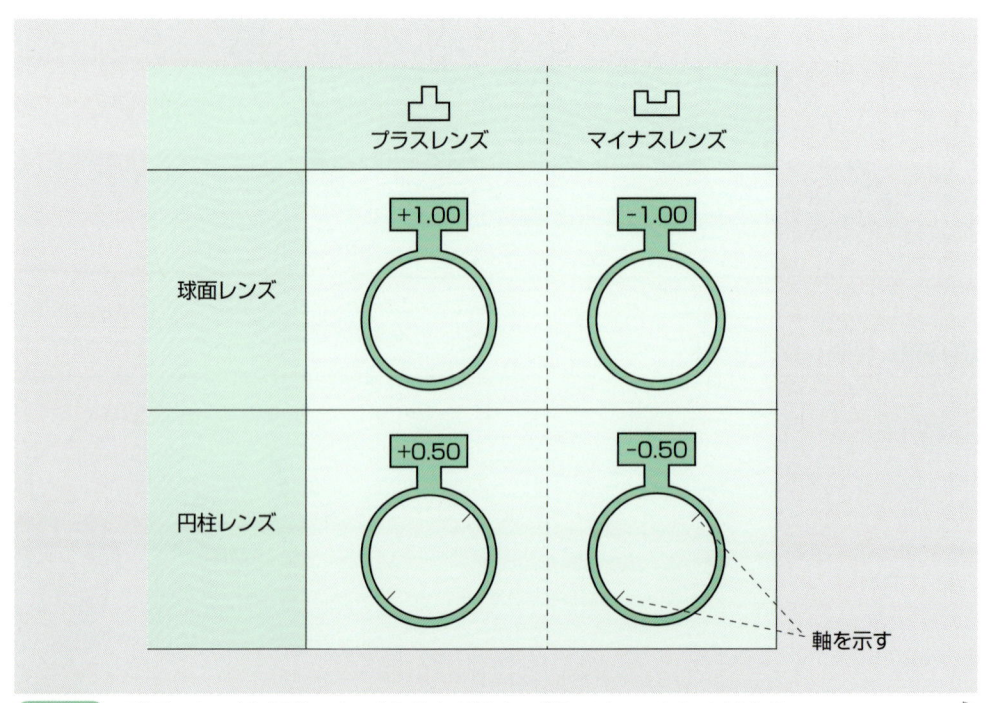

図2-2　球面レンズと円柱レンズのそれぞれにプラスとマイナスがある

1. レンズの種類　17

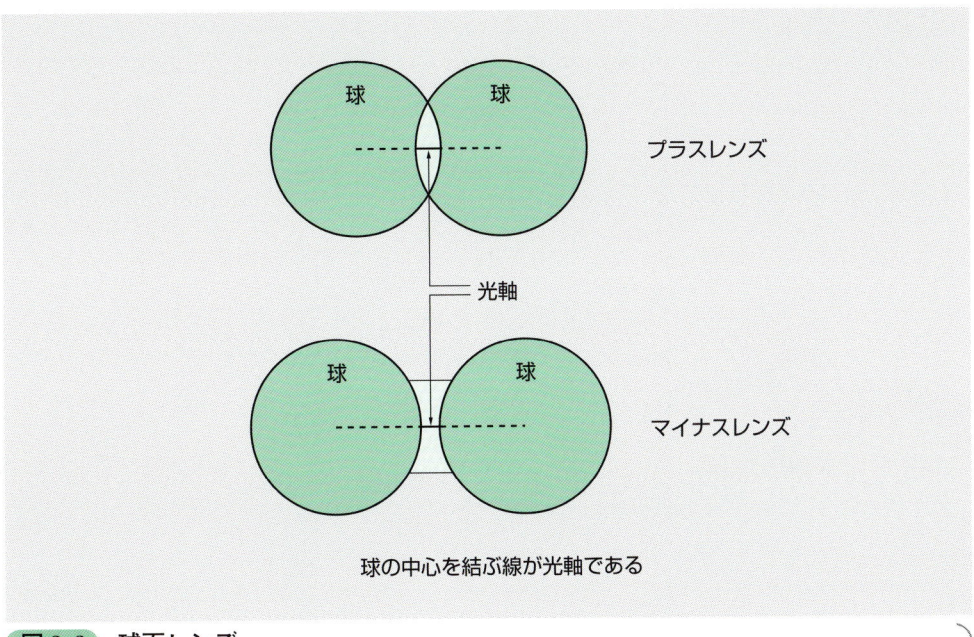

図2-3　球面レンズ

プラスレンズ

光軸

マイナスレンズ

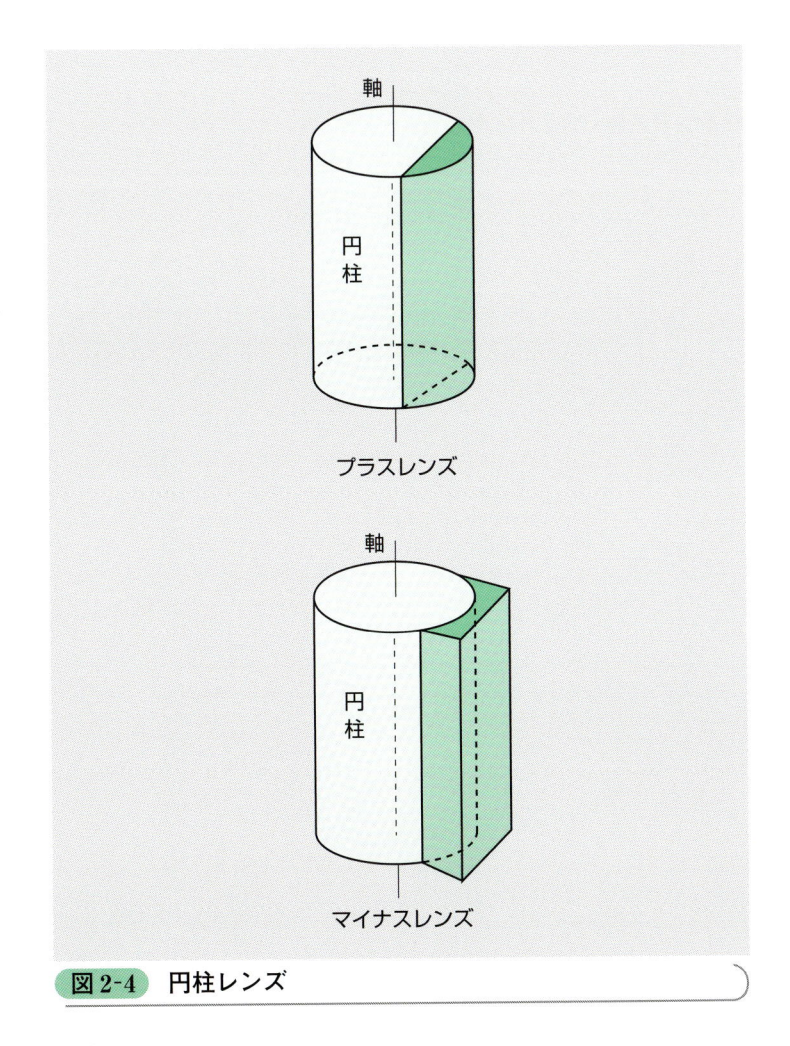

球の中心を結ぶ線が光軸である

図2-4　円柱レンズ

軸

円柱

プラスレンズ

軸

円柱

マイナスレンズ

18 *Lecture 2*：レンズの光学

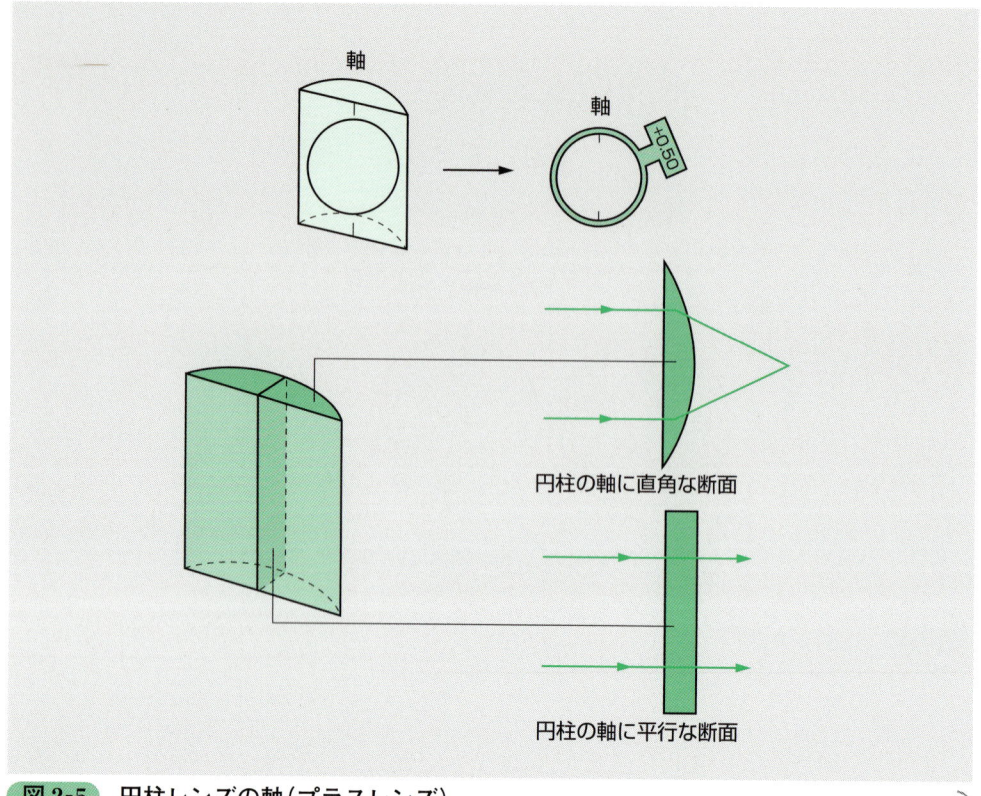

図 2-5 円柱レンズの軸（プラスレンズ）

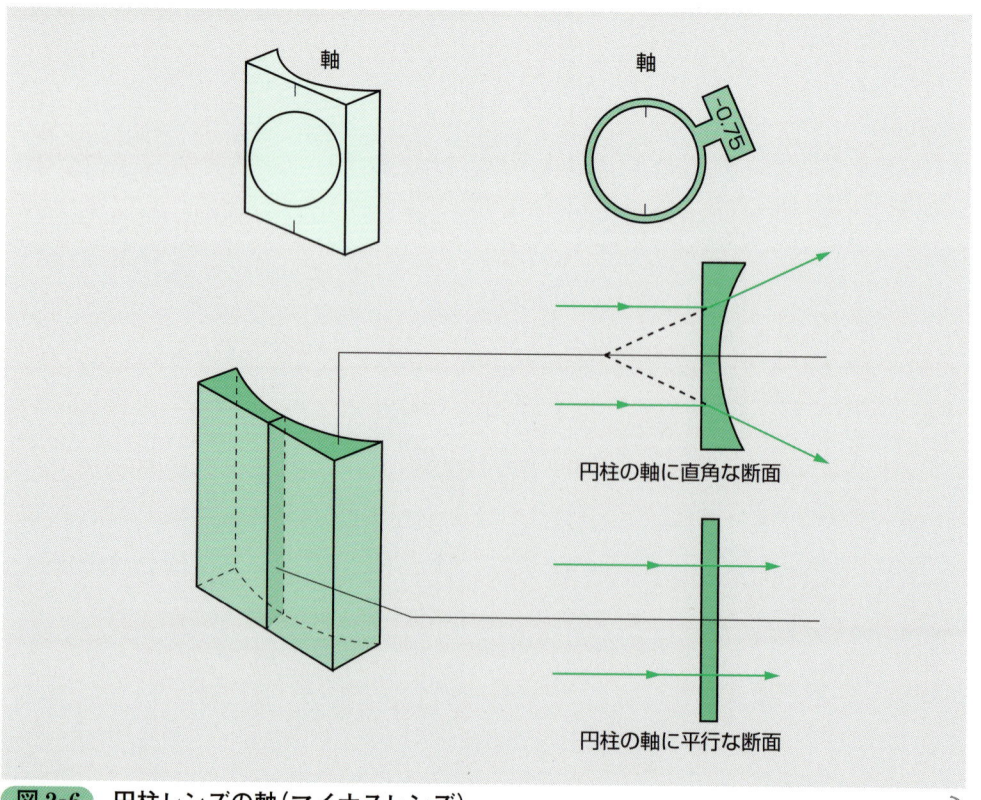

図 2-6 円柱レンズの軸（マイナスレンズ）

1. レンズの種類

　レンズは図2-7のようにいろいろの型があり、検眼レンズセットのレンズはこれらのどれかである。メニスカス型のレンズは検眼枠に入れるとき慎重にしないと凸面に傷がつきやすい（厳密な意味でのメニスカスレンズは、屈折率1.523の素材で、後面－6Dのプラスレンズ、前面＋6Dのマイナスレンズをいう。日常的には、図のような形のレンズをメニスカス型という）。レンズは、光が入る側を前面、光が出る側を後面という。したがって、レンズの使い方によって、後面から光が入り前面へ出てゆく場合は、前面と後面は入れ替わる。この場合には、レンズの強さ（後で述べる屈折力）は、両凸・両凹型は変わらないが、平凸・平凹、メニスカス型は変わる（図2-7）。

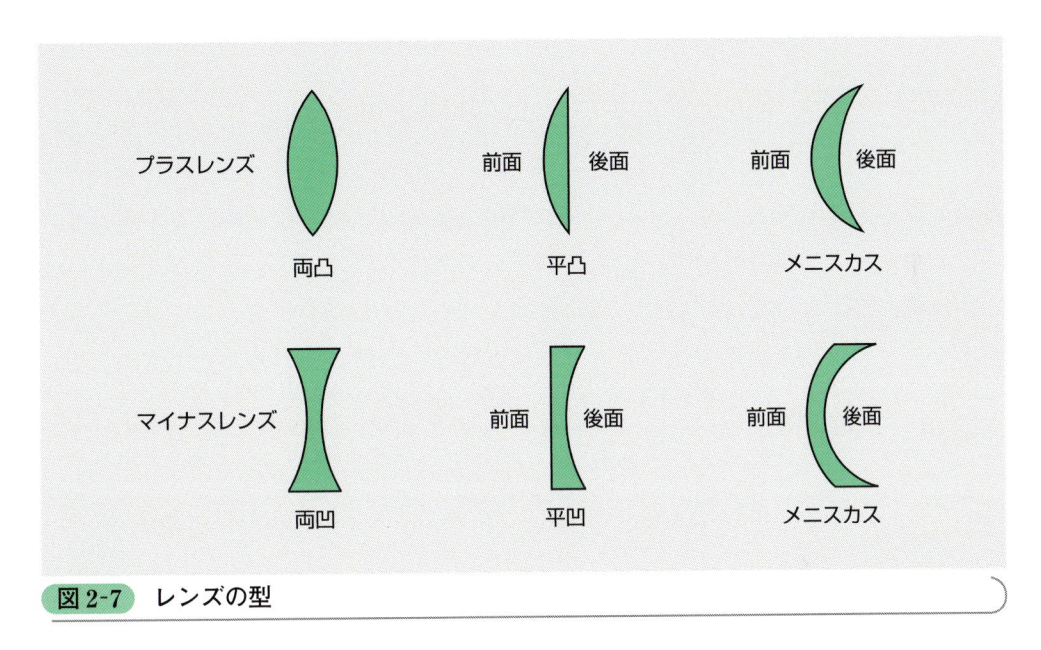

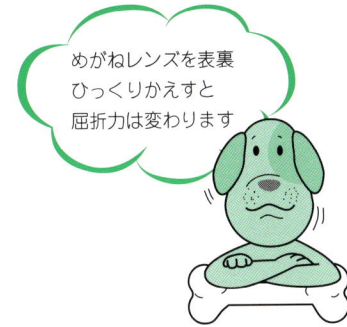

図2-7 レンズの型

> めがねレンズを表裏ひっくりかえすと屈折力は変わります

2 レンズの焦点

検眼レンズセットのレンズのつまみに＋0.25とか－3.50などの数字が書かれている。これはレンズの屈折力（単位はジオプトリー，Dで表す）である。屈折力はレンズの焦点距離（メートル単位で測る）の逆数である。厳密には，一枚のレンズに3種類の屈折力が定義されている。

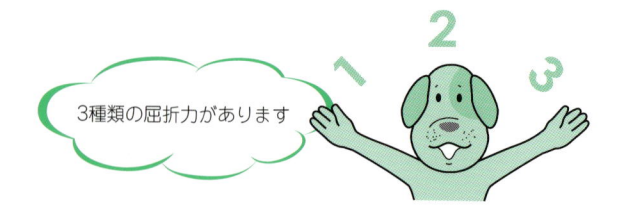

3種類の屈折力があります

まず，光源とレンズの関係から説明する。光源として点状の光を考える（大きさをもった光源は，点光源の集まりとみなす）。光源からの光はあらゆる方向に向かう。この光源がレンズから極めて遠いところにあるとすれば，レンズに入る光は，平行な光線の束と考えて差し支えない。これを平行光線束という。虫めがねで太陽の光を受けるような状況である。もちろん，太陽は極めて大きな光源であり，多くの点光源の集まった光源である。ところが極めて遠くにある。一方虫めがねのレンズの直径は，太陽との距離と比べると極めて小さい。したがって，虫めがねに入る光線は，平行光線束である（**図2-8**）。

平行光線束は，プラスレンズを通ると一点に集まり（収束光線束となる），マイナスレンズはあたかも一点から出たように広がる（発散光線束となる）。この一点がそのレンズ固有の焦点である（**図2-9**）。

レンズから焦点までの距離を焦点距離といい，焦点距離の逆数がレンズの屈折力である（**図2-10**）。

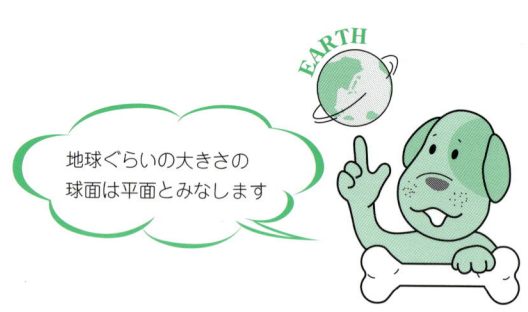

地球ぐらいの大きさの球面は平面とみなします

2. レンズの焦点

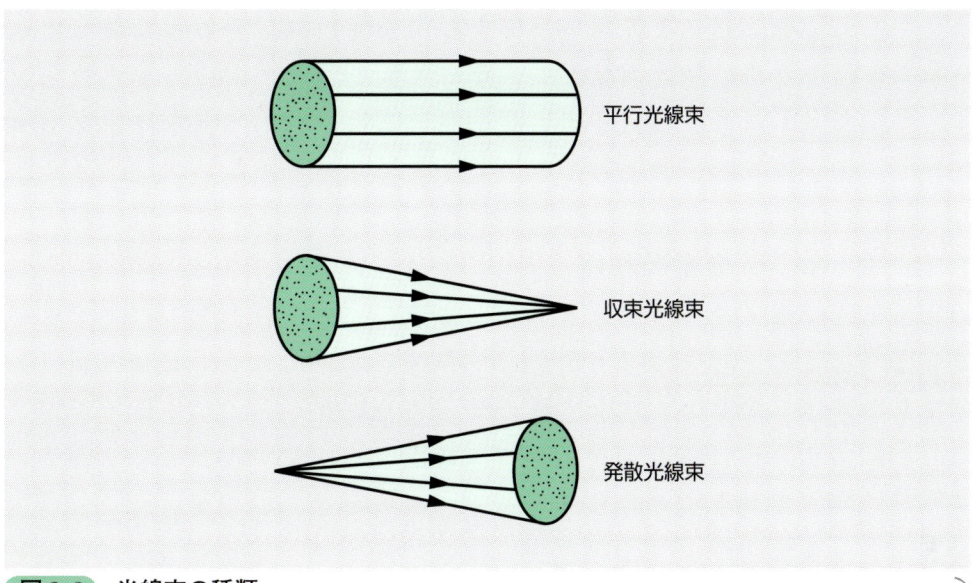

図 2-8 光線束の種類
- 平行光線束
- 収束光線束
- 発散光線束

図 2-9 レンズの焦点
焦点

$$屈折力 = \frac{1}{焦点距離}$$

単位はジオプトリー(D)と書く　　メートル単位で測る

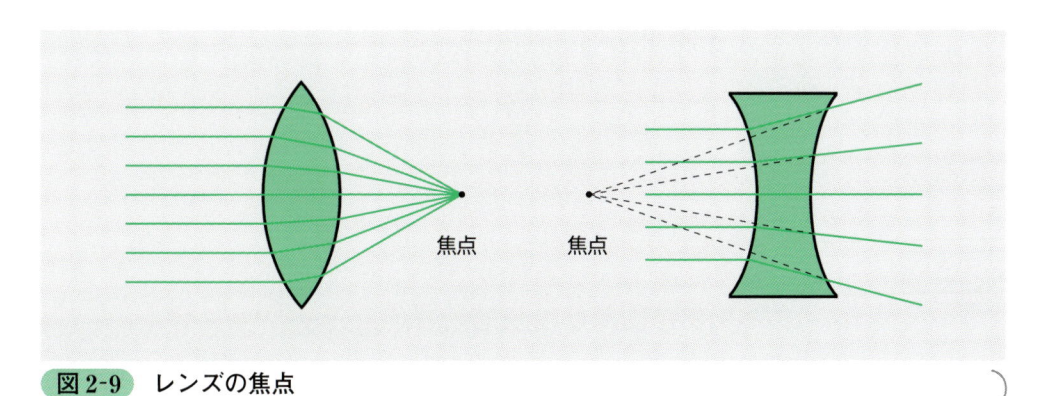

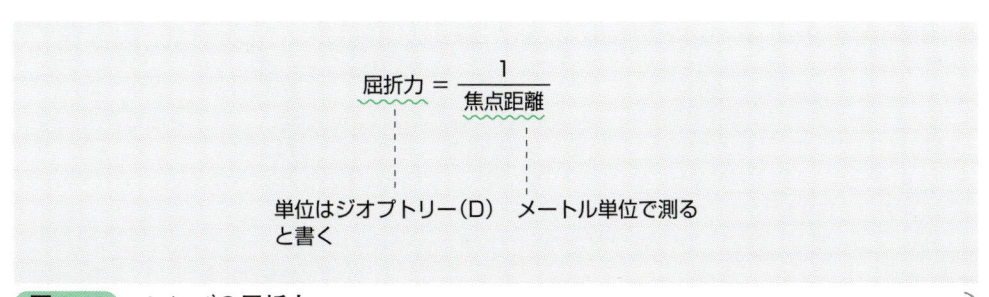

図 2-10 レンズの屈折力

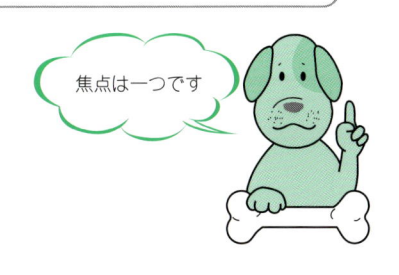

焦点は一つです

3 3種類の屈折力

レンズに光の入る側（表から入るか，裏から入るか）が決まれば，その焦点は一つに決まる。ところが，焦点距離の測り方に3種類あり，その3種類によって，1枚のレンズに三つの屈折力があることになる。大きくは異ならないが，屈折力が強いと誤差の原因になる。それぞれに採用される理由が次のごとくある。

■ 3-1　薄いレンズの屈折力 ■

薄いレンズという意味は，レンズを触ると厚さが薄く，焦点距離の長いレンズを意味する。いわゆる弱い屈折力のレンズである。物体と像の関係を大まかに知るには極めて便利である。高等学校までの理科・物理で学ぶのはこれである。焦点距離をレンズの中心から測る。そうすると，物体と像の関係は簡単なおなじみの式で計算できる（図2-11）。

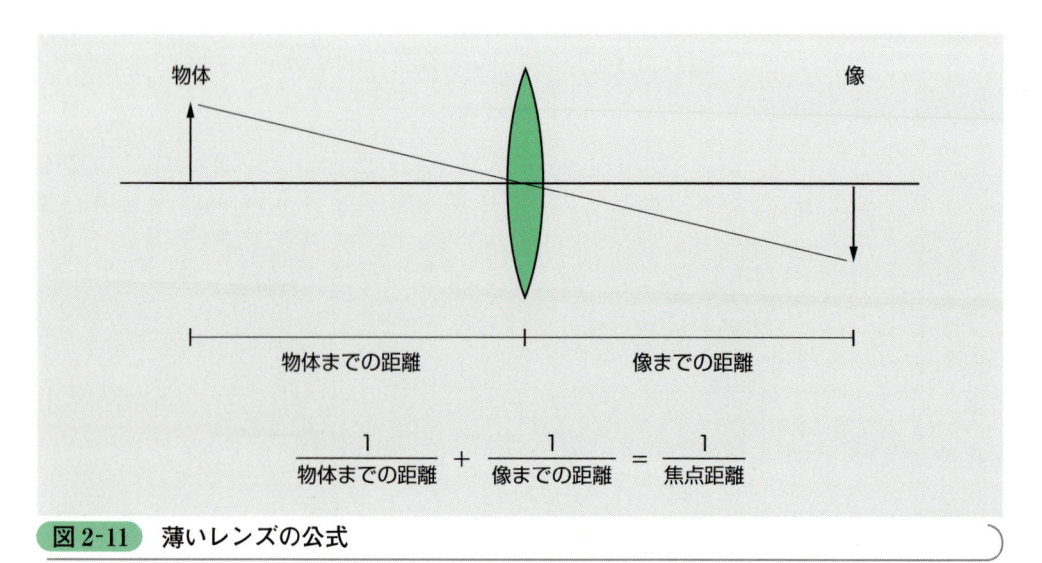

$$\frac{1}{\text{物体までの距離}} + \frac{1}{\text{像までの距離}} = \frac{1}{\text{焦点距離}}$$

図2-11　薄いレンズの公式

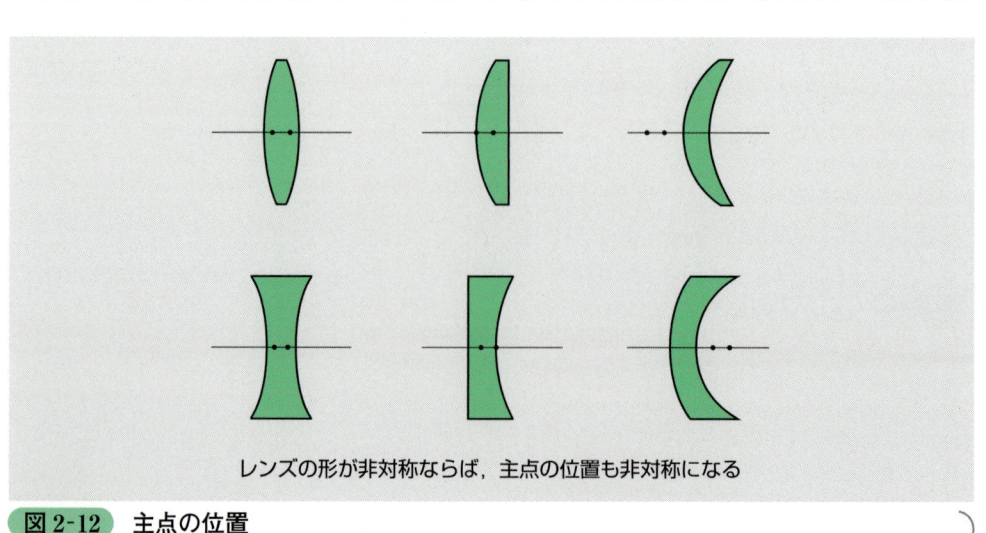

レンズの形が非対称ならば，主点の位置も非対称になる

図2-12　主点の位置

■ 3-2　厚いレンズの屈折力 ■

厚いレンズという意味は，レンズを触ると厚さが厚く，焦点距離の短いレンズを意味する。いわゆる強い屈折力のレンズである。物体と像の関係を厳密に知るには便利である。理工系の学界，産業界で使われている。これは，主点という実際には光線が通過しない仮定の点を設定して，主点から焦点までの距離を焦点距離として定義する。こうすれば，薄いレンズのときに使った物体と像の簡単な式がそのまま使える（図2-12）。

■ 3-3　頂点屈折力 ■

眼科の世界で使うのはこれである。眼科の領域で扱うレンズは，眼球も含めて厚いレンズであるが，眼球を傷つけないで検査しなければならない（非破壊検査という）。眼球の屈折状態の表現にもその理由がある。後で述べる眼球の光学を参照されたい。

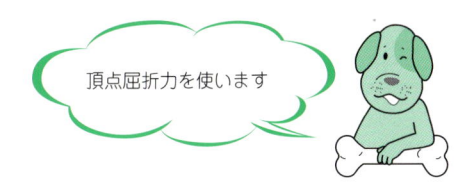

頂点屈折力を使います

いずれにしても，眼鏡，コンタクトレンズ，屈折矯正手術は，この頂点屈折力で扱う。レンズの後面の頂点から焦点までの距離を焦点距離とし，その逆数を屈折力，厳密には頂点屈折力，さらに厳密には，後面頂点屈折力という。さらに，ある一点（前焦点，物側焦点などという）から出た光がレンズ通過後，平行光線束になるとき，レンズ前面頂点からその一点までの距離の逆数を前面頂点屈折力という（レンズを表裏ひっくりかえし，平行光線束がレンズを通った後に一点に集まると考えても同じ）。遠視，近視，乱視の矯正には後面頂点屈折力が大切で（図2-13），老視の調節機能の補助には前面頂点屈折力がものをいう。

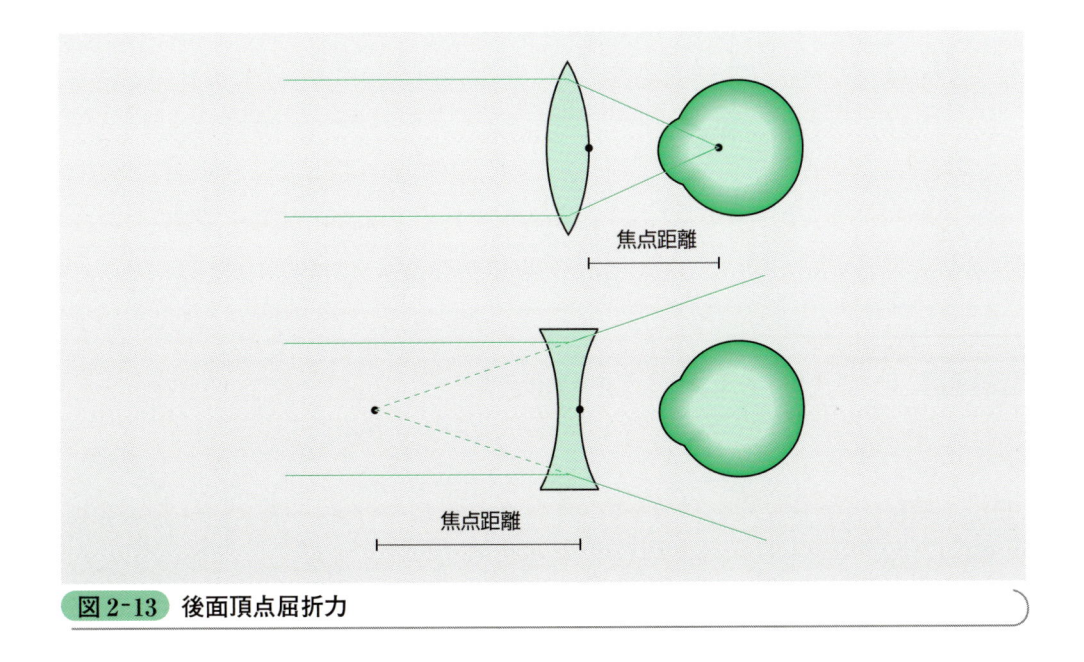

図2-13　後面頂点屈折力

4 レンズによって物体の像ができる

　物体を真っ暗闇に置くと，その物体は見えない。物体が見えるのは，その物体に光があたり，物体の表面から反射した光が我々の目に入るからである。

　レンズについても事情は同じである。真っ暗闇に物体とレンズを置いても像はできない。明るい所に，物体とレンズを置くと，物体から出た光（あるいは，物体の表面から反射した光）がレンズを通って像ができる。この場合，物体の表面の光のあたっている部分のあらゆる点に点光源があると考える。一つの点光源から出た光はあらゆる方向に伝わってゆくが，レンズの前面にあたると，屈折の法則に従って，伝わる方向が変わり，もう一度レンズ後面でこれまた屈折の法則に従って伝わる方向が変わり，これらの光線は一点に集まる。この一点が，最初の点光源の像である。これらの点の集まりが，物体の像である。すなわち，物体のあらゆる点から出た光が，レンズを通った後で，物体表面のおのおのの点光源と同じ配列で像がならべば，物体の像がそこに現れる（**図2-14**）。

　図2-14では，実際，そこにスクリーンを置けば，像が現れる。このような，実際に光がその点に集まって作られる像を実像という。実像に対して，虚像というのがある。虚像の例は虫めがねで見る像とか，鏡の像である。先に述べた，マイナスレンズの焦点も同じ類である。実際には光は像のある場所に集まっていないが，我々の網膜に結像した光を逆にたどると，そこにあたかも物体の像が存在するように見える。これが虚像である。外界の像が実像であれ，虚像であれ，我々の眼は，外界の実像を網膜上につくることによって，外界を見ている。

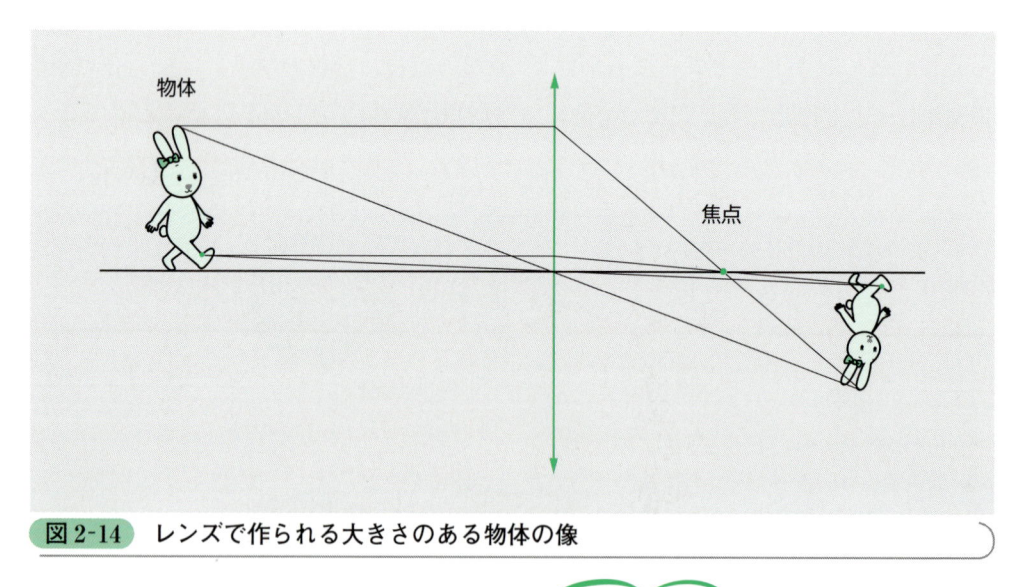

図2-14 レンズで作られる大きさのある物体の像

> レンズの絵は，簡単にするために，一点で屈折するように描きます

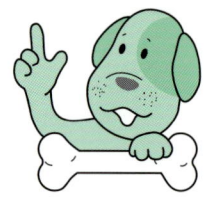

5 レンズの収差

物体から発した光がレンズを通ると像ができる。物体と像が完全に相似（大きさは違ってよいが，形は全く同じ）ならば，そのレンズは理想的なレンズという。現実には，本当の意味での理想的なレンズは存在しない。この理想と現実のずれを収差という。

ちょっとだけ我慢をして読んでいただきたい。三角関数を展開すると

$$\sin \theta = \theta - \frac{x^3}{3!} + \frac{x^5}{5!} - \frac{x^7}{7!} + \frac{x^9}{9!} - \cdots\cdots$$

と永遠に続いてゆくことになる。実は，図2-11で述べた結像の公式に屈折の法則をあてはめるとき，$\sin \theta$を丸々でなく，$\sin \theta$の替わりにθだけを使った計算式なのである。上記の展開式の第2項（$\frac{x^3}{3!}$）以下を切り捨てたことになる。したがって，これが大きな誤差を生まないと考えてよいのは，θが極めて小さいとき，具体的にいえば，レンズの光軸の近くの光だけである。

$\sin \theta = \theta - \frac{x^3}{3!}$として，収差を調べたのが，有名なザイデルの5収差である。コンピュータのない時代にはそれなりに大変な仕事だったと思われる。

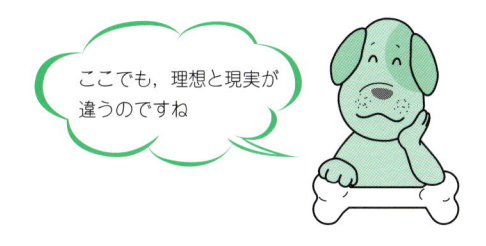

> ここでも，理想と現実が違うのですね

ザイデルの5収差とは別に，色収差という収差がある。人間の眼は，400～800nmの波長の光を感じる（可視光線）が，それぞれの波長に応じて，それぞれ固有の色を感じる（図2-15）。物質はそれぞれの波長に対して異なる屈折率を有する。この屈折率の違いによって，像のできる位置がわずかにずれる。これを色収差という。自然光やふつうのランプを光源にする限り避けられない。カメラでは，異なる材質の異なる曲面のレンズを複数組み合わせて除去する。単波長の光のレーザーを使えば色収差から開放される（レーザーも厳密にいえば，極めて一つの波長に近い光といえるだけで，本当はある波長の幅をもっている）。

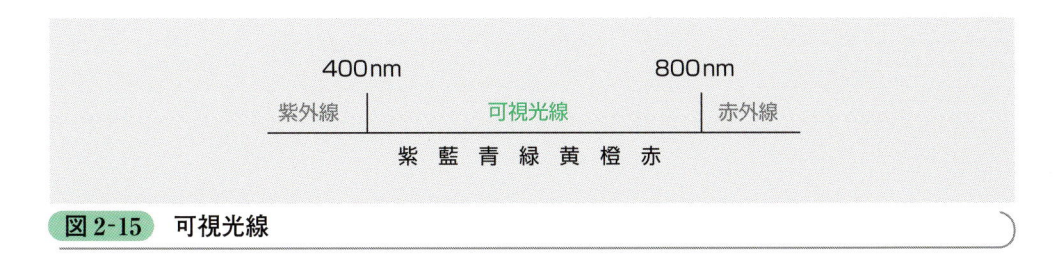

図 2-15　可視光線

6 波面収差と補償光学

　光は波の伝播によって媒質中を伝わるのであるが，現実の媒質は完全に均一ではないので，実際に光学系を通過した波の先頭（現実の波面）と，理想的な媒質を通過した波の先頭（理想波面）との間にずれが生じる。このずれを波面収差という。

　補償光学の考え方は，参照波面（理想的な波面）と現実の波面との差を求めて，それを理想的媒質から差し引けば，その残りが現実の媒質ということになる。補償光学を提唱したH.W.Babcock（1953）が屈折度の概念を知っていたかどうかはわからないが，その概念は屈折度によく似ている（図2-16）。

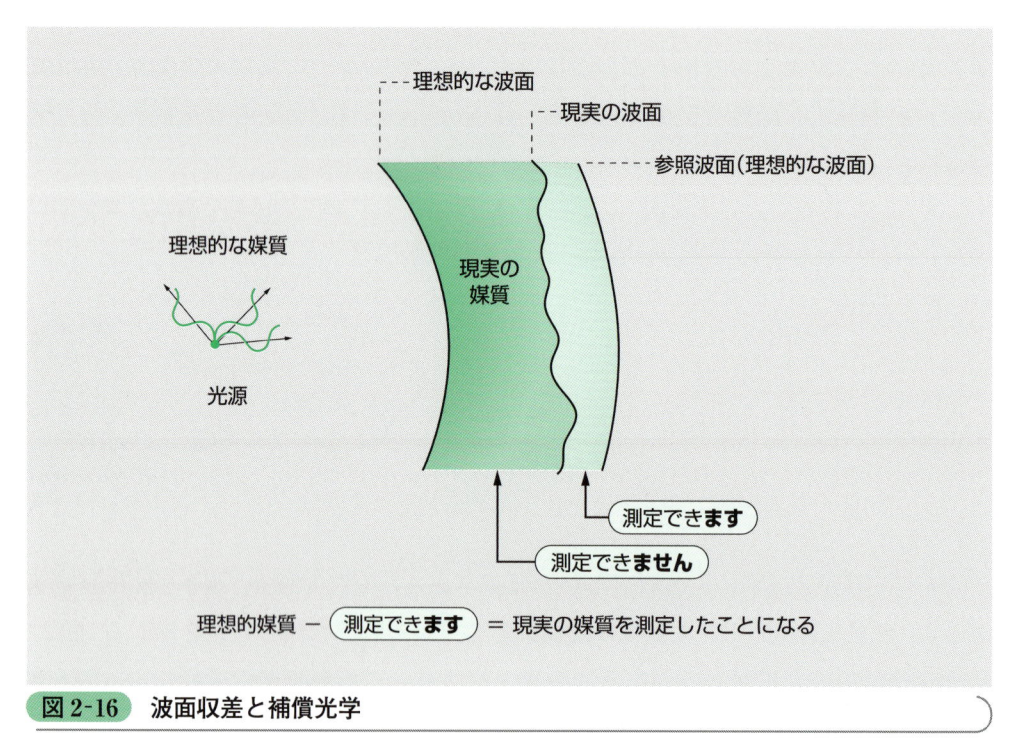

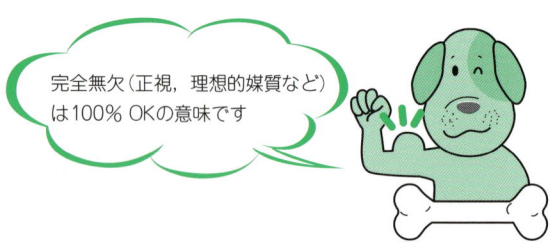

図2-16　波面収差と補償光学

完全無欠（正視，理想的媒質など）は100% OKの意味です

6. 波面収差と補償光学

補償光学系の波面検出方法としては，シャック・ハルトマン方式，シェアリング干渉方式，カーバチャー方式，マルチデイザー方式などがある。シャック・ハルトマン方式は，碁盤の目に配した小さいレンズによる結像位置から波面の傾きを検出する。それは小さいレンズの数と，その像の間隔をどのような曲面で近似するかによって決まる（図2-17）。

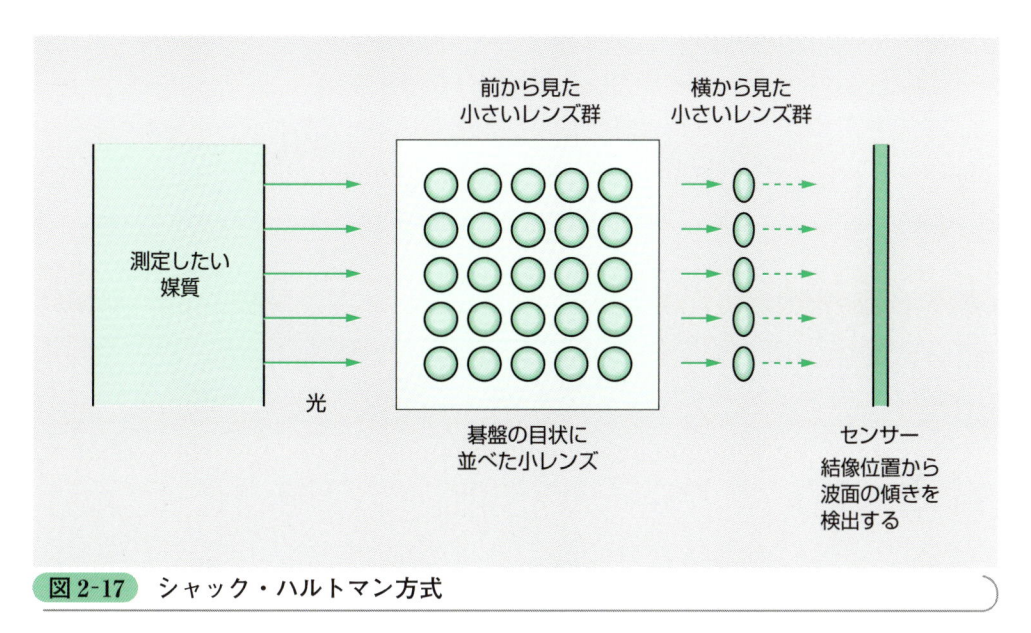

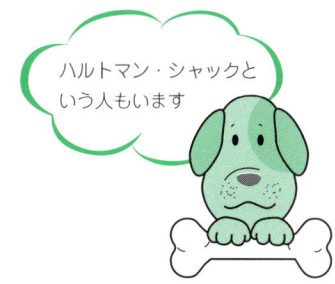

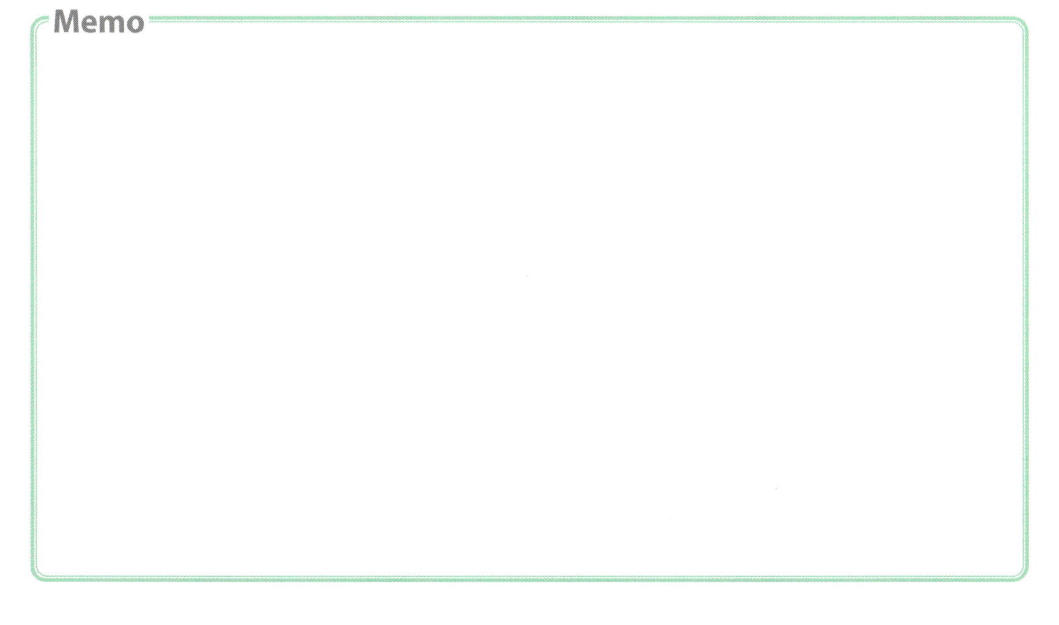

図2-17 シャック・ハルトマン方式

ハルトマン・シャックという人もいます

Memo

Lecture 3 プリズムの光学

はじめに

窓にはめ込んである，ありきたりの板ガラスは，前面も後面も平面であり，二つの平面が平行である。この二つの平面が平行でないのがプリズムである。

1 プリズムの形

二つの平行でない平面の，狭いほうを頂，広いほうを基底（ベース）という。検眼レンズセットに入っているプリズムは，頂から底に至る線上に短い線が刻印されている。触って，薄いほうが頂で，厚いほうが底である。

> プリズムは二つの面が平行ではありません

Memo

2 プリズムのはたらき

　窓ガラスを通して物をみても物の位置は変わらない（厳密には，板ガラスの厚みだけ，ずれるが普通は無視できる量である）。プリズムを通すと頂の方向にシフトして見える。

板ガラス，プリズム，レンズの違い

　板ガラス，プリズム，レンズのおのおのを通して外の景色を見る。

　板ガラスの両面は平行な平面である。見る外の景色は，板ガラスなしで見るのと，板ガラスを通して見るのは，一見何の変哲もないが，厳密にはガラスの厚みだけズレて見える。

　プリズムは，両面は平面であるが，平行ではなく傾いている。プリズムを通すと，外の景色の全景は同じであるが，景色の全体が一方にシフトして見える。傾いている両面の厚さの薄いほうへシフトして見える。

　板ガラス，プリズム，レンズの違いは，空気とガラスの境の角度がどこでも同じ（板ガラス，プリズム）か異なるか（レンズ），ガラス内の光の通る距離が同じ（板ガラス）か異なるか（プリズム，レンズ）によって生じる。

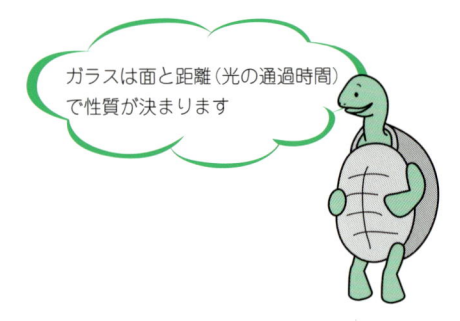

> ガラスは面と距離（光の通過時間）で性質が決まります

プリズムを上手に使うには

　被検眼が，斜位，斜視もしくは斜位斜視の状態であることを，あらかじめカバーテストで検査しておくのがよい。融像の幅によって，測定値が動揺することと混同しないためである。

3 プリズムの強さ

プリズムを通して物を見たとき，1m先の物体が1cm偏位して見えるとき，1プリズムジオプトリー（prism diopter, Δ｛ギリシャ文字のデルタ｝を記号として使う）という。例えば，プリズムから5m離れた物体が，10cm偏位して見えれば2Δである（図3-1, 2）。

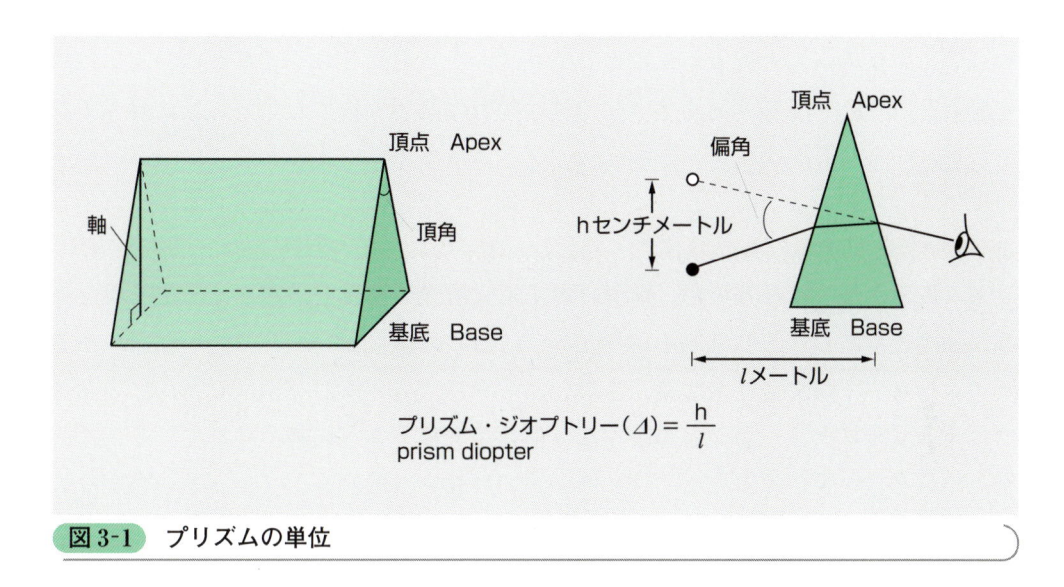

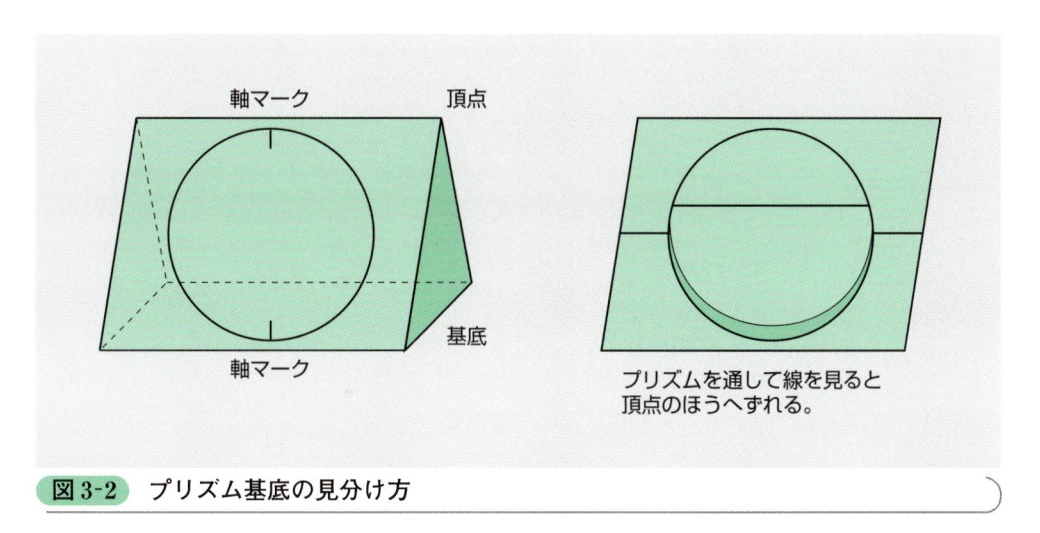

プリズム・ジオプトリー$(\Delta) = \dfrac{h}{l}$
prism diopter

図3-1 プリズムの単位

プリズムを通して線を見ると頂点のほうへずれる。

図3-2 プリズム基底の見分け方

4 プリズムの一般的な光学

　検眼レンズセットに収められているプリズムは，数プリズムジオプトリーどまりである。この程度の強さのプリズムは，プリズムが斜位の光学的治療としてのみ使われていた時代の名残りである。しかし，現在のように，眼位の計測，斜視の矯正に 30 Δ 以上のプリズムが使われるようになると，もう少し配慮が要る。

　一般には，プリズムに入射する光線と，プリズムから射出される光線とがつくる角度をプリズム偏角という。プリズムジオプトリーは，眼科の臨床で使いやすいように導入された単位であるが，両者は簡単な比例関係にない。プリズム偏角は，入射光がプリズム前面に入射する角度によって変わる。どのくらい変わるかは，グラフによって見ていただきたい。無視できない変わり方である。

　プリズム偏角が最小になるのは，前面に対する入射光の角度と，後面から出る射出光の角度が等しい場合である。これを最小偏角という。眼科臨床において，バープリズムやブロックプリズムを使って眼位を量定するときは，バープリズムやブロックプリズムに表記されているプリズムジオプトリーが，どのような入射角度で使うように指示されているか，それぞれの製品の取り扱い説明書の指示に従わないといけない。検眼レンズセットの数プリズムジオプトリー以下のプリズムは，最小偏角で表記されている（図3-3，4）。

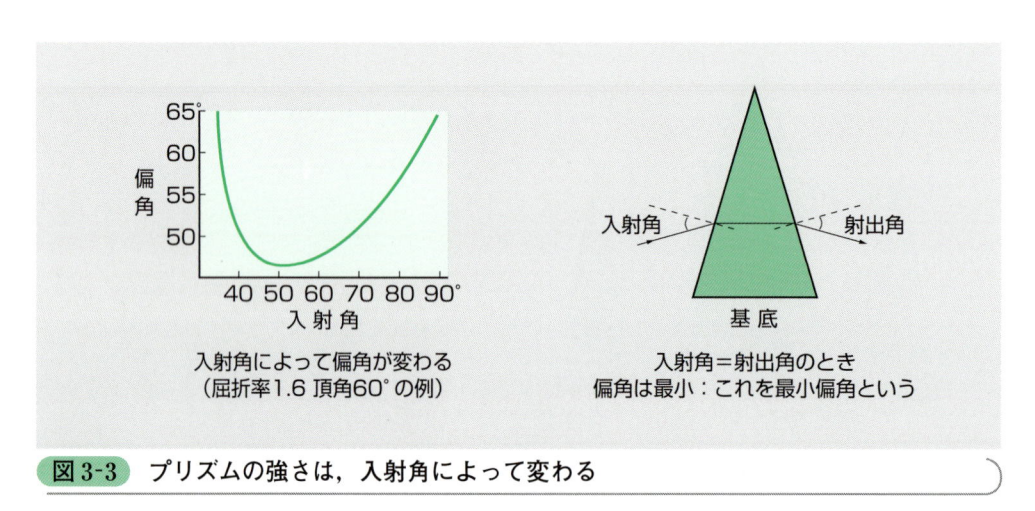

入射角によって偏角が変わる
（屈折率1.6 頂角60°の例）

入射角＝射出角のとき
偏角は最小：これを最小偏角という

図3-3 プリズムの強さは，入射角によって変わる

プリズムジオプトリー

　プリズムの光学的な強さは，頂角とプリズム材料の屈折率で決まる。眼科で使われるプリズムジオプトリーという単位は，レンズ屈折力の単位であるジオプトリーとは，直接の関係はない。

水平用　　　　　　垂直用

ベレンス氏プリズムバー

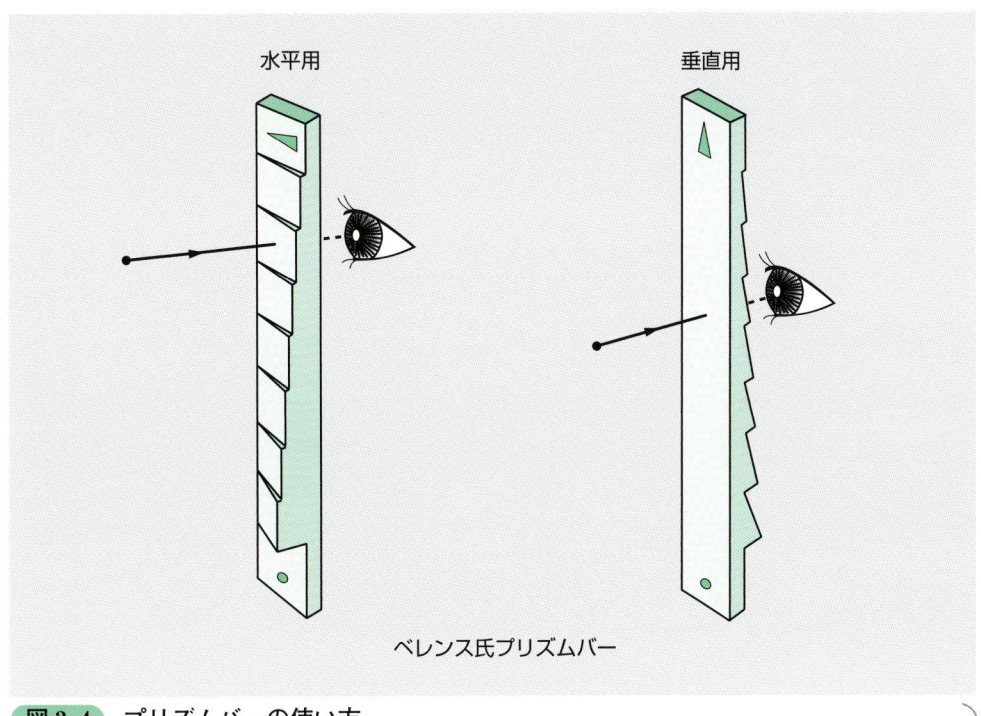

図 3-4 プリズムバーの使い方

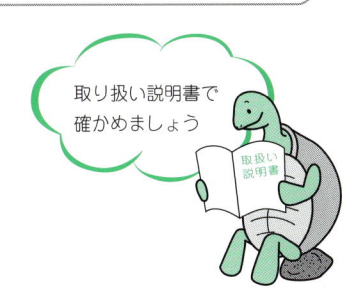

取り扱い説明書で
確かめましょう

臨床的に眼位を測る方法

　臨床的に眼位を測る方法は，プリズム，大型弱視鏡，正接スカラがある。プリズムは，計算さえ正確に行えば，日常的に外界を見ている状態，特殊な条件下の状態など，眼位は正確に計測できる。大型弱視鏡は，両眼視機能の検査・訓練に極めて優れた器械であるが，眼位の計測は構造的に無理がある（このことは，近接性輻湊とは別のことである）。正接スカラは，日常視の設定，眼球の光学的軸の設定など十分な注意を払わねばならない。

5 プリズムによってもたらされる実際の眼の偏角

実際の眼の偏角は，
- 入射角
- 固視物の距離
- 頂点間距離

によって変わる（図3-5）。

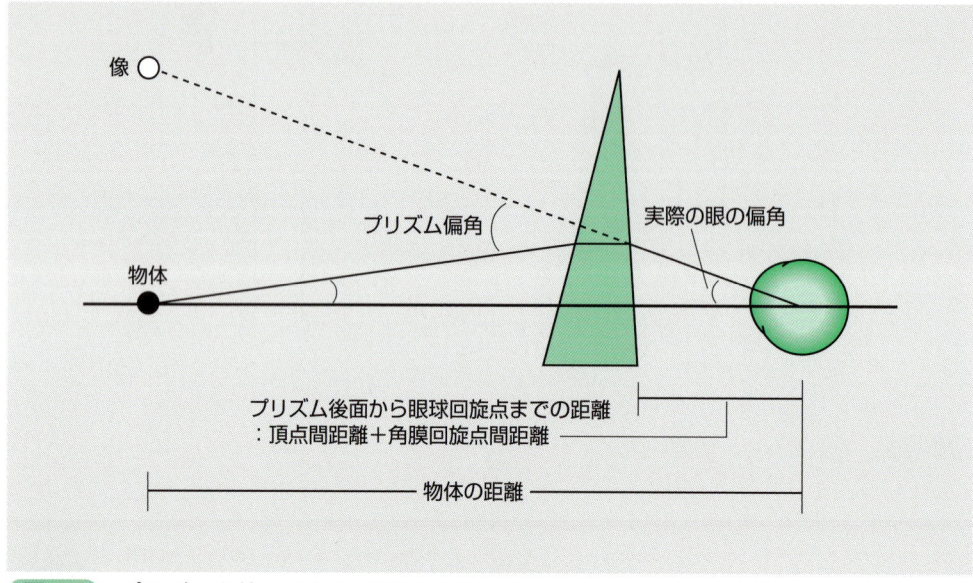

図3-5 プリズムを使ったときの実際の眼の偏角

6 膜プリズムとフレネルレンズ

　プリズムの度数が大きくなると，ぶ厚くなる。それを避けるために，膜プリズムが使われることがある。同じ発想で膜レンズがある。前者は，斜視の臨床で用いるが，後者は，おもちゃの虫めがねとしてみかける。しかし，膜レンズは，レンズそのものを理解するのに極めてわかりやすい。レンズの本質は，連続的に次第に頂角が変わるプリズムの集合といえる。このために，プリズムは，光線束の広がり（発散，収束）を変えることなく，光線束の進行方向だけを変え，レンズは，光線束の広がりを変えるとともに光線束の進行方向をも変える。この光線束の進行方向を変える働きを，レンズのプリズム効果という（図3-6, 7）。

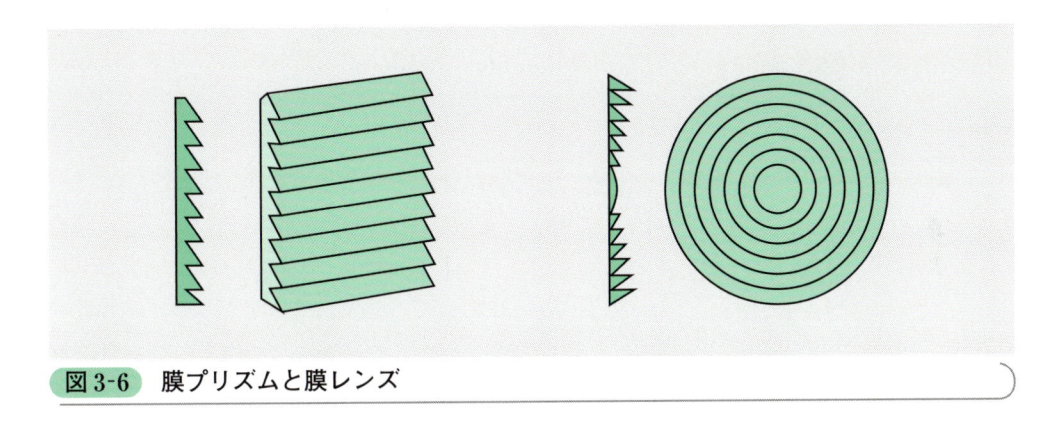

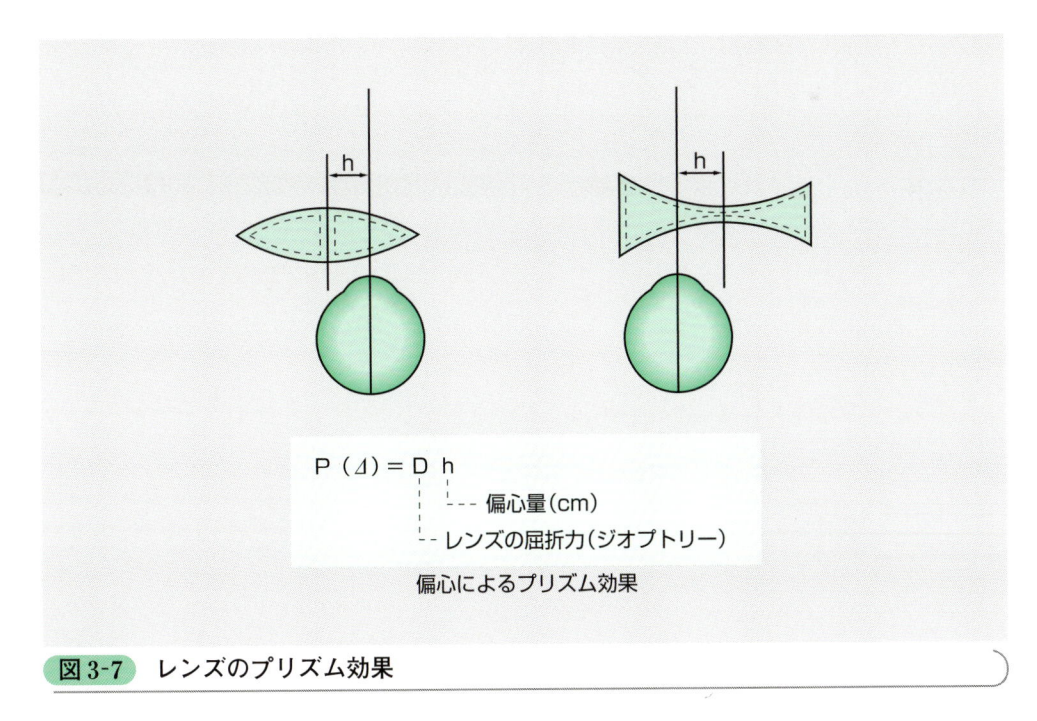

図 3-6　膜プリズムと膜レンズ

$$P(\Delta) = D\,h$$

　　　　　h：偏心量(cm)
　　　　　D：レンズの屈折力（ジオプトリー）

偏心によるプリズム効果

図 3-7　レンズのプリズム効果

Lecture 4

眼球の光学

はじめに

光が眼球に入って網膜に到達するまでの経路を透光体という。透光体は眼球の前から順に，角膜，前房，水晶体，硝子体からなる。これに，虹彩，網膜が加わって，眼球光学系になる（図4-1，2）。

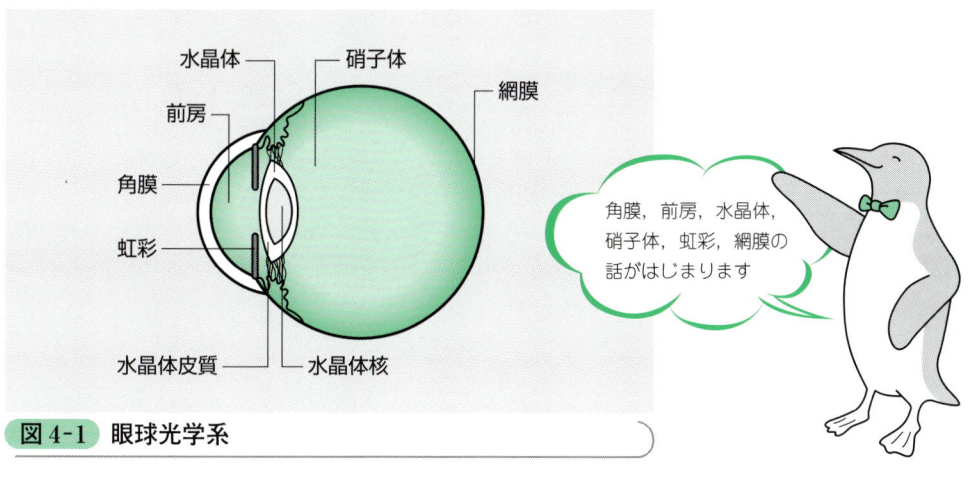

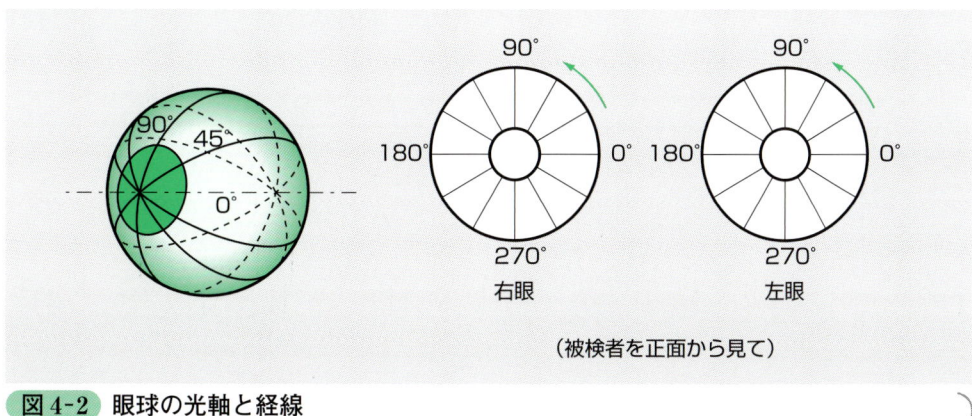

角膜，前房，水晶体，硝子体，虹彩，網膜の話がはじまります

図4-1 眼球光学系

図4-2 眼球の光軸と経線

1 模型眼

眼光学のシミュレーションをするために，いくつかの模型眼が提案されている．このうち，グルストランドの考案した模型眼が，最も生体眼球の測定平均値に近いものとして推奨されている．調節しないときと，調節したときの両方がある（表4-1）．

表4-1 グルストランド模型眼

	模型眼の数値	調節休止時	極度調節時
屈折率	角膜	1.376	1.376
	前房水および硝子体	1.336	1.336
	水晶体	1.386	1.386
	等質核水晶体	1.406	1.406
屈折面位置	角膜前面	0	0
	角膜後面	0.5	0.5
	水晶体前面	3.6	3.2
	等質核水晶体前面	4.146	3.8725
	等質核水晶体後面	6.565	6.5275
	水晶体後面	7.2	7.2
	水晶体の光学的中心		
曲率半径	角膜前面	7.7	7.7
	角膜後面	6.8	6.8
	同格角膜面		
	水晶体前面	10.0	5.33
	等質核水晶体前面	7.911	2.655
	等質核水晶体後面	−5.76	−2.655
	水晶体後面	−6.0	−5.33
屈折力	角膜前面	48.83	48.83
	角膜後面	−5.88	−5.88
	同格角膜面		
	水晶体前面	5.0	9.375
	核水晶体	5.985	14.96
	水晶体後面	8.33	9.375

		調節休止時	極度調節時
角膜系	屈折力	43.05	43.05
	物側主点位置	−0.0496	−0.0496
	像側主点位置	−0.0506	−0.0506
	物側焦点位置	−23.227	−23.227
	像側焦点位置	31.031	31.031
水晶体系	屈折力	19.11	33.06
	同格屈折率	1.4085	1.426
	物側主点位置	5.678	5.145
	像側主点位置	5.808	5.255
	焦点距離	69.908	40.416
全眼系	屈折力	58.64	70.57
	物側主点位置	1.348	1.772
	像側主点位置	1.602	2.086
	物側焦点位置	−15.707	12.397
	像側焦点位置	24.387	21.016
	物側節点位置	7.078	6.533
	像側節点位置	7.332	6.847
	物側焦点距離	−17.055	−14.169
	像側焦点距離	22.785	18.930
	黄斑部位置	24.0	24.0
	主点屈折力	＋1.0	−9.6
	近点位置		−102.3
	入射瞳位置	3.047	2.688
	射出瞳位置	3.667	3.312
	瞳孔の拡大率	0.909	0.941
	回旋点位置	13.0	13.0

距離は角膜より後方に向かうを正とし，前方に向かうを負とする．単位はmm，屈折力はジオプトリーで表す．

（山地良一：光学．眼の生理学，萩原朗編．79，医学書院，東京，1966から）

2 角 膜

　グルストランドの模型眼では，球面の前面と後面からなる。実際の角膜は，中央約6mm直径の範囲が球面（オプチカルゾーン）で次第に周辺にゆくに従い丸みが緩やかになり（ネガティブゾーン），さらに周辺にゆくと今度は丸みがやや強くなって（ポジティブゾーン），強膜に接する。これは，角膜前面の非球面性を表している。非球面については，めがねレンズの章で述べる（図4-3，4）。

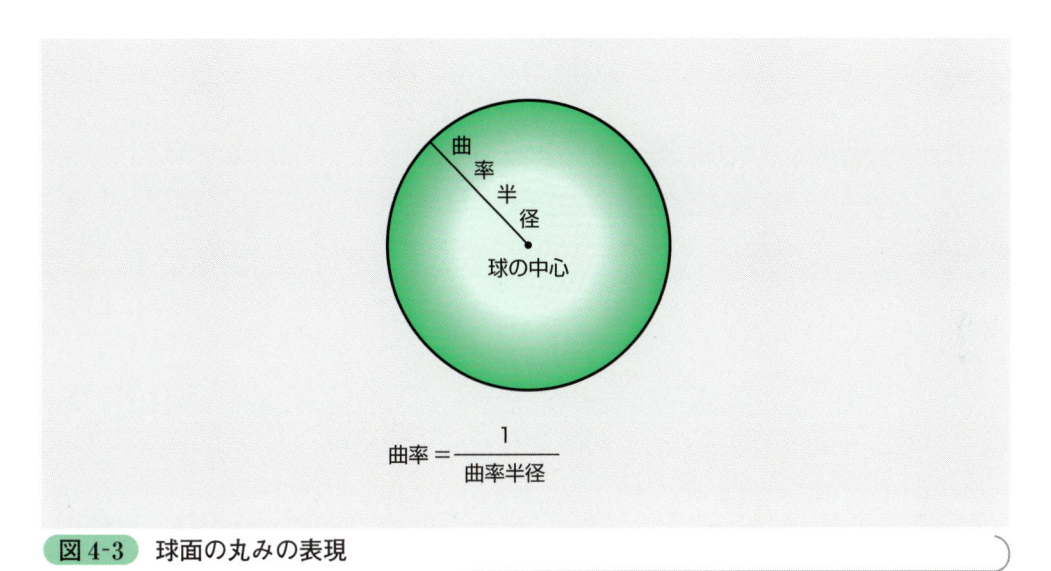

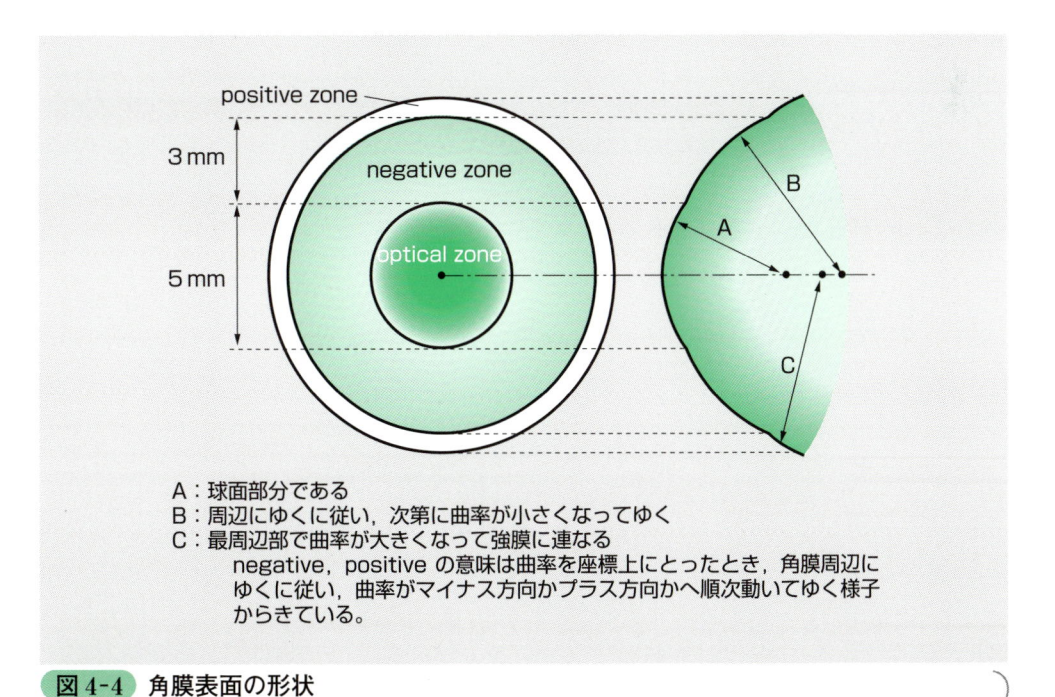

図4-3　球面の丸みの表現

A：球面部分である
B：周辺にゆくに従い，次第に曲率が小さくなってゆく
C：最周辺部で曲率が大きくなって強膜に連なる
　　negative, positive の意味は曲率を座標上にとったとき，角膜周辺にゆくに従い，曲率がマイナス方向かプラス方向かへ順次動いてゆく様子からきている。

図4-4　角膜表面の形状

組織学的には，角膜は5層の組織からなるが，光学的には，角膜の上にのる涙液層がなめらかな前面を形成してレンズ表面として働く。角膜の形は，中央部が周辺よりも薄くなっているので，一見これではマイナスレンズかと思えるが，屈折率の差が，前面のほうが（屈折率は，空気が1，角膜が1.376）後面よりも大きい（屈折率は，角膜が1.376，房水が1.336）ので，プラスレンズとして働くのである。ちなみにグルストランドの模型眼の角膜は，眼内で+43.83Dの屈折力をもつが，空気中に切り出せば−5.58Dの，マイナスレンズとして働く（**図4-5**）。

個々の生体眼の光学系3要素のうち，角膜の前面形状は比較的容易に得られる。角膜中央部の曲率半径でも7.20〜8.40くらいの個体差がある。

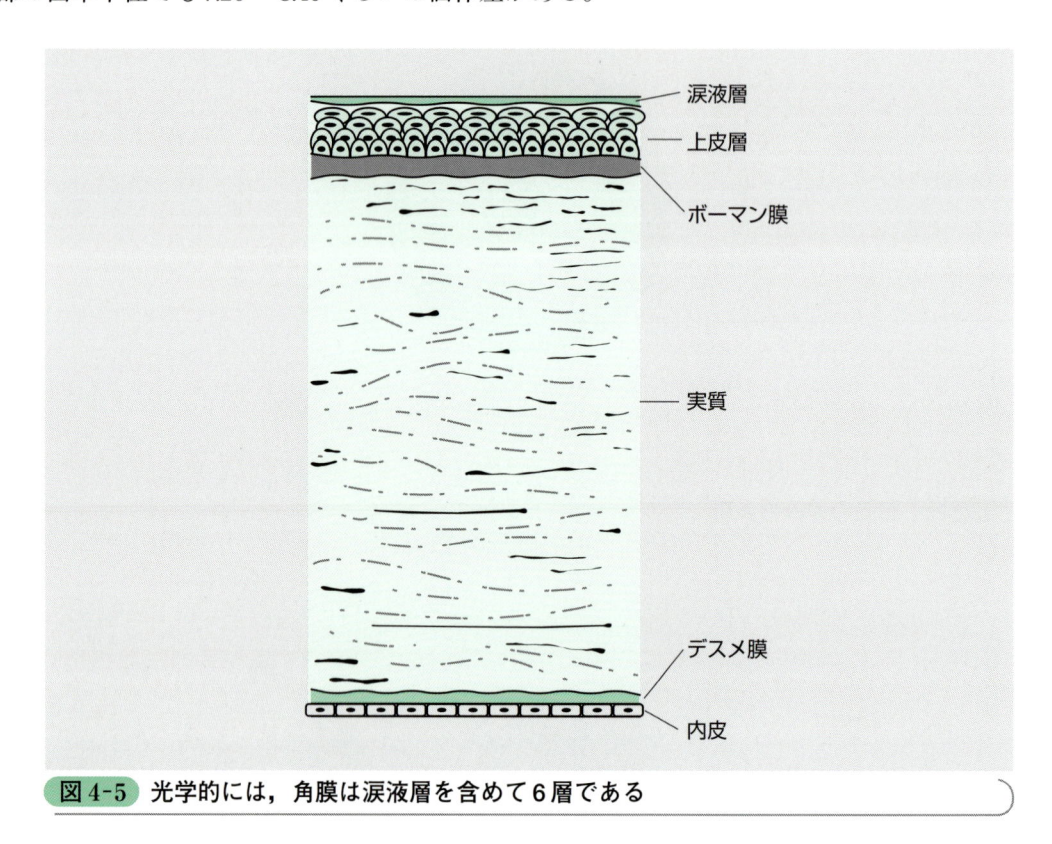

図4-5 光学的には，角膜は涙液層を含めて6層である

光学系の三つの要素とグルストランド模型眼

　一般的に，光学系には，三つの要素がある。屈折率，距離，面である。光が伝わる媒質の速さ(遅さ)の比である屈折率，二つの媒質を境する面の位置や，光源から面の位置などの距離，面の形状である。

　グルストランド模型眼の屈折率の欄は，調節しないとき(調節休止時)と調節したとき(極度調節時)で同じ値を与えている。屈折面位置は，角膜前面からそれぞれの面までの距離を与えている。曲率半径は，面として球面を採用し，球の半径である曲率半径として面の性質を与えている。屈折力は，上記の光学系の3要素から計算した値を挙げている。角膜系，水晶体系，全眼系は，同じく3要素から計算した位置などの値を挙げている。入射瞳，射出瞳は，瞳孔の位置(虹彩の位置を調節の有無で変化させている)から，回旋点位置は他のデータから設定している。

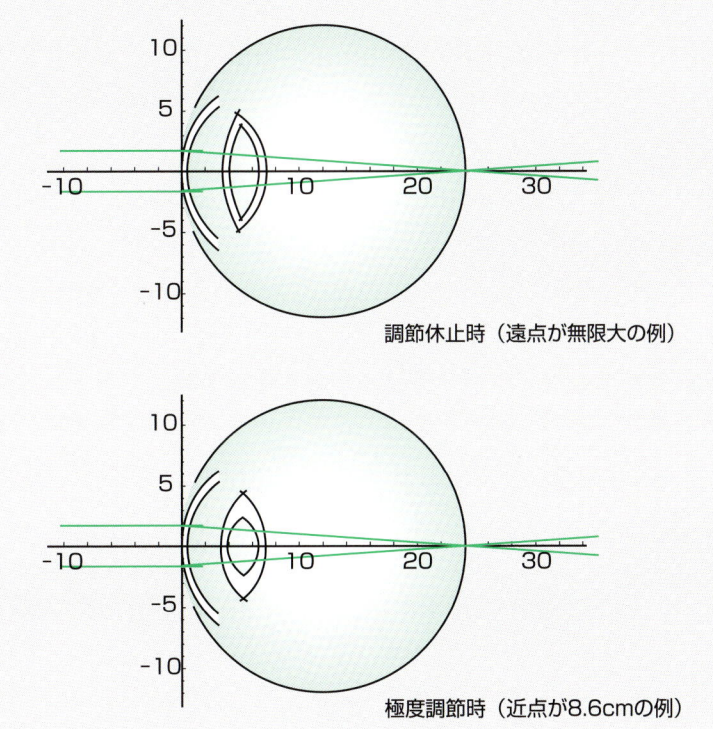

調節休止時（遠点が無限大の例）

極度調節時（近点が8.6cmの例）

グルストランド模型眼を一般の光線追跡で追う例

3 前房

　角膜後面，虹彩，水晶体に囲まれた領域で，屈折率1.336の房水が満ちている．光学的には，前房の前後距離，すなわち角膜後面から水晶体前面までの距離が大切である．これを前房深度という．調節すると前房深度は浅くなる．

　前房の光学性状は，眼圧の変動やその後ろの水晶体，硝子体の性状によって変動するはずであるが，それを数量的に評価するのは容易でない．直接的に前房水を採取するのは特殊な場合に限られる．おのずと非破壊検査になってしまう．例えば，前房深度を光学的方法で測るとすれば，測定光線が角膜前面，角膜後面を通過しなければならないが，角膜前面の曲率半径は直接計測できるが，角膜屈折率は直接計測できず標準的と了解される既定値を用いて角膜後面を計測することになる．前房そのものの屈折率も既定値を用いざるを得ない．別の方法で，例えば，超音波を使って計測するとなると，個々の組織の音速をどうして求めるのかとの堂々巡りになる．

　仮に，前房深度が計測されたとしても，前房深度の深浅に関して，水晶体後面の位置が不動で，水晶体前面の曲率半径が変動して前面が前進または後退したのか，前面後面の相対位置は不変で水晶体の元の位置が前進または後退したのか，あるいはそれらの両方なのかによって，光学的のみならず，生理学的，病理学的にその意味合いは変わってくる．現状では，これらの変動が顕著な場合のみ，定性的評価として使用される．そういう症例を評価判断するに際して，模型眼は有効な示唆を与えてくれる．数ある模型眼のうち，そのような目的には，グルストランドの模型眼は有用である．

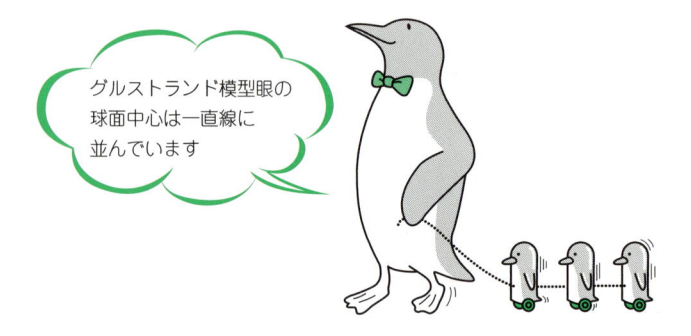

> グルストランド模型眼の球面中心は一直線に並んでいます

4 虹　彩

　カメラの絞りに相当する働きをして，瞳孔の大きさを変える。瞳孔は開口絞りに相当し，外からみる瞳孔の位置は真の位置でなく，入射瞳である。瞳孔は明るくなれば縮瞳し，暗くなれば散瞳する。日常生活では，明るい所では縮瞳し，暗い所では散瞳しているが，いくらの明るさならばいくらの瞳孔の大きさというのでなく，その直前の明るさから変化した明るさ，あるいは暗さに応じて，縮瞳あるいは散瞳が起こる。縮瞳すれば，眼に入る光量が減り，焦点深度が深くなり，瞳孔縁による回折の影響が強くなる。散瞳すればその逆になる。縮瞳，散瞳により，瞳孔の面積と円周の比が変わることによって，回折の影響の大小が生じる（図4-6）。

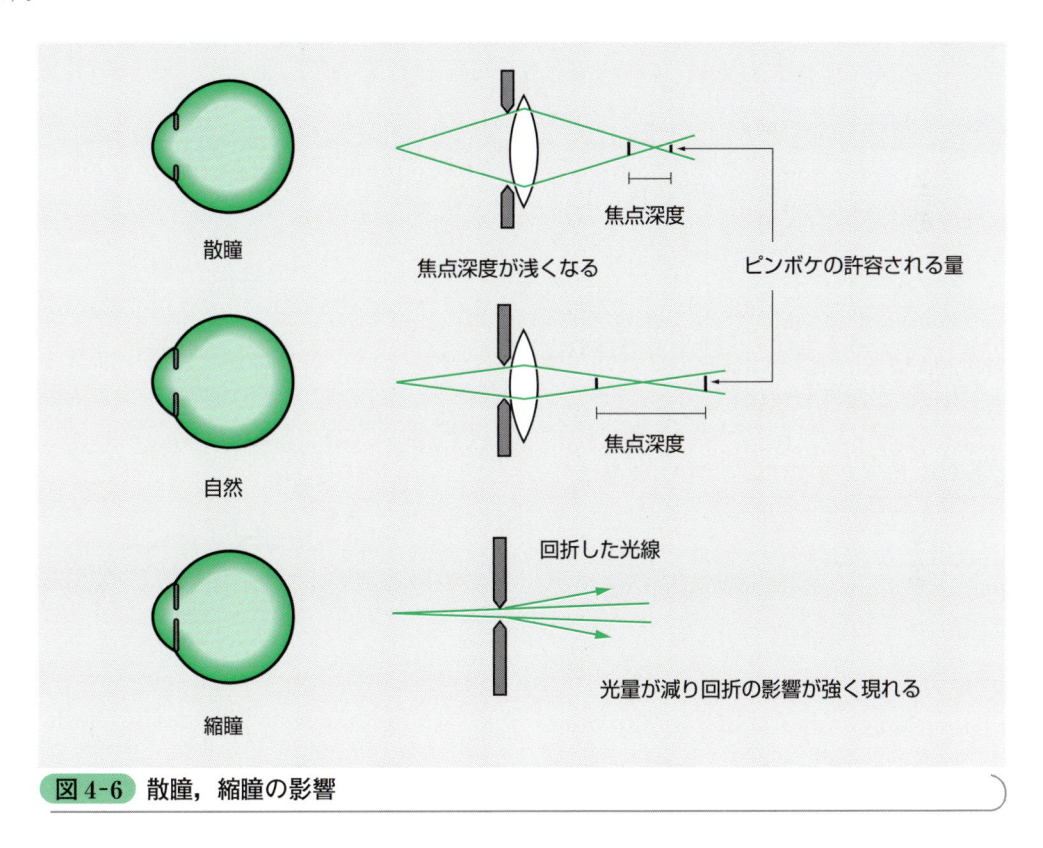

図4-6　散瞳，縮瞳の影響

5 水晶体

　グルストランドの模型眼では，中央に水晶体核を置き，その周辺を皮質が取り囲む構造になっている。実際の水晶体は，中央部の屈折率が高く，周辺へゆくほど次第に屈折率が低くなる屈折率分布型レンズである。そのため，調節刺激によって，水晶体前後面の曲率がわずか変わっただけで有効な屈折力の増加をもたらすことができる（図4-7）。

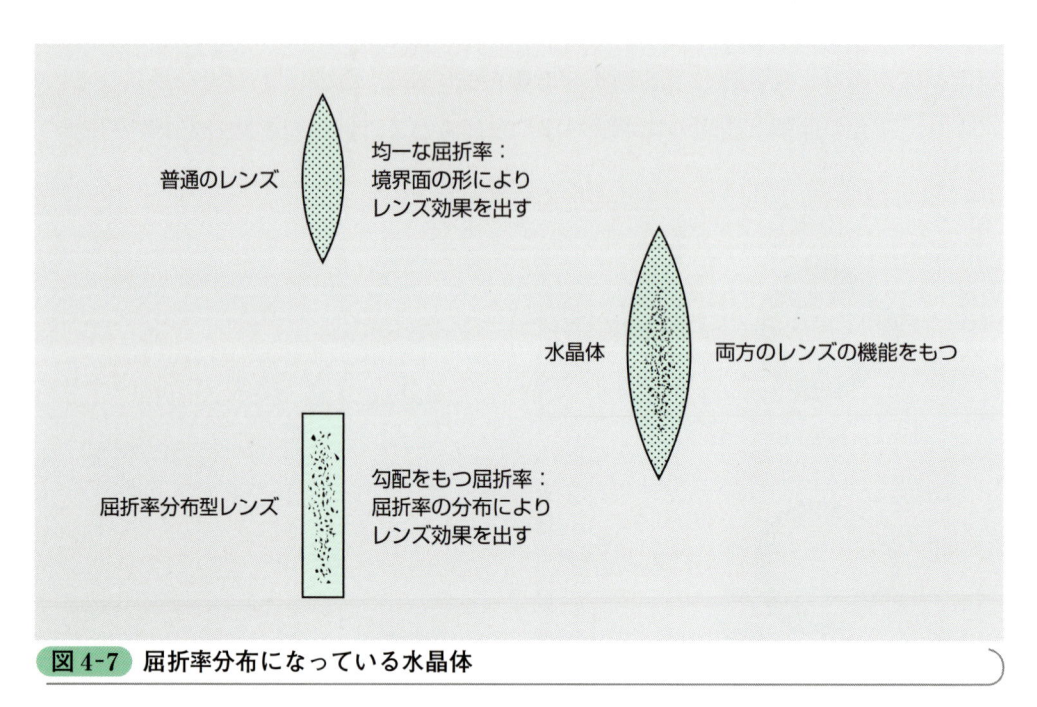

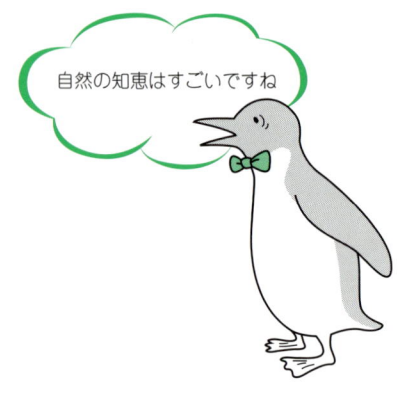

図4-7 屈折率分布になっている水晶体

6 硝子体

　硝子体腔の中身はゲルであり，実際は構造をもつが，眼光学では，屈折率1.336の均一な媒質として取り扱う。硝子体腔の前後径が眼軸長に大きく関与し，眼屈折に大きく影響する。眼軸長が長ければ近視の強いほうに，短かければ遠視の強いほうに傾く。

　硝子体そのものが，臨床の対象として歴史が浅い。硝子体手技の一環として，複数の気体，液体が硝子体置換材料として登場し，臨床の場において，ドラスティックな眼球の光学的変化をもたらした。空気で置換すれば，どんな屈折度も強度な近視になってしまう。

　硝子体は，今までの眼光学では無構造な水という扱いであったが，現在はゲルとしてその性質がいろいろ検討され，組織としても自由度の大きい構造が認められている。疾患の病態変化の一つとして，半透明または不透明な組織が出現する場合には，網膜への結像状態に影響を与える。屈折率ひとつをとりあげても，水（1.3）から光学ガラス（1.8）くらいの範囲を自由に設定できるようになれば，大げさな表現であるが，我々は屈折異常から解放される。

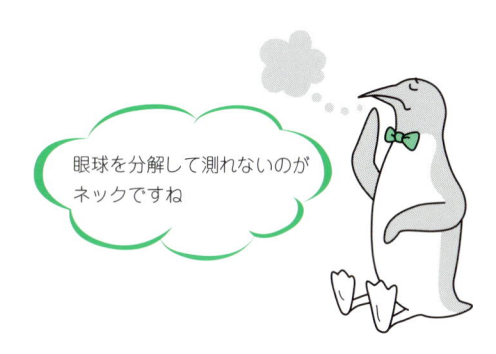

> 眼球を分解して測れないのがネックですね

グルストランド模型眼の謎

　グルストランドの模型眼は，黄斑部位置を24 mmと設定してあるのにもかかわらず，物側焦点位置（無限遠から眼球に入射した光線が，網膜に焦点を結ぶ位置）は，24.387 mmになっている。

　軸上の光線追跡を行うと，物側焦点位置（24.387 mm）では正視，黄斑部位置（24 mm）では1Dちょっとの遠視なのである。これが謎である。しかし一般の光線追跡をやってわかった。瞳孔を3.3 mm直径に設定すれば，黄斑部位置（24 mm）で正視になるのである。Alivar Gulstrand（1862～1930）がどうして当時の計算技術で解を得たのだろうか。結局，謎が深まった。

7 網　膜

　網膜をカメラにたとえるとフィルムに相当する。しかしフィルムとの大きな違いは，場所によって感度が異なることである。黄斑部の中心窩を中心に急峻な山型を描いて錐体細胞が分布し，その周辺に杆体細胞が分布する。錐体は形態覚（物の形，細かさを感じる感覚），色覚（色を感じる感覚）の受容に寄与し，杆体は，光覚（明暗を感じる感覚）の受容に寄与する。

　人間の眼は，可視光線（400〜800nm）を感じるが，どの波長の光も同じ感度で感じるのではない。山型の感度を呈する。さらに，明るい所と，薄暗い所では，山型のピークの波長が変わる。これをプルキンエシフトという。標準的な人間の感度の山型分布を標準比視感度といい，理工学界，産業界で広く用いられている。しかし，すべての人間が同じ比視感度をもつという保証はない（屈折検査のレッドグリーン検査を参照）。

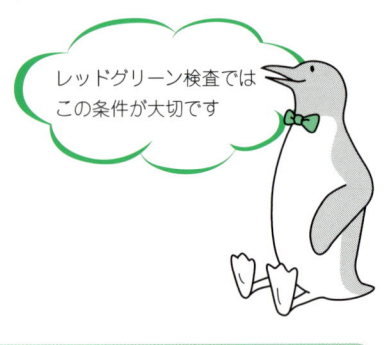

> レッドグリーン検査ではこの条件が大切です

Memo

Lecture 5

屈折検査の光学

はじめに

レンズがあって，物体があり，物体からでた光がレンズを通ると像ができる。この物体と像の関係にある二つの点を共役点という。そうしてこの定義に従って，網膜に像を結ぶ物体の位置を網膜共役点という。調節しないときの網膜共役点を遠点，最大限に調節したときの網膜共役点を近点という。ここで，ある眼の，遠近の見える範囲を考えると，それは，遠点から近点までといえる。

この範囲を調節域という。この調節域を屈折力で表現したのが調節力である（図 5-1）。

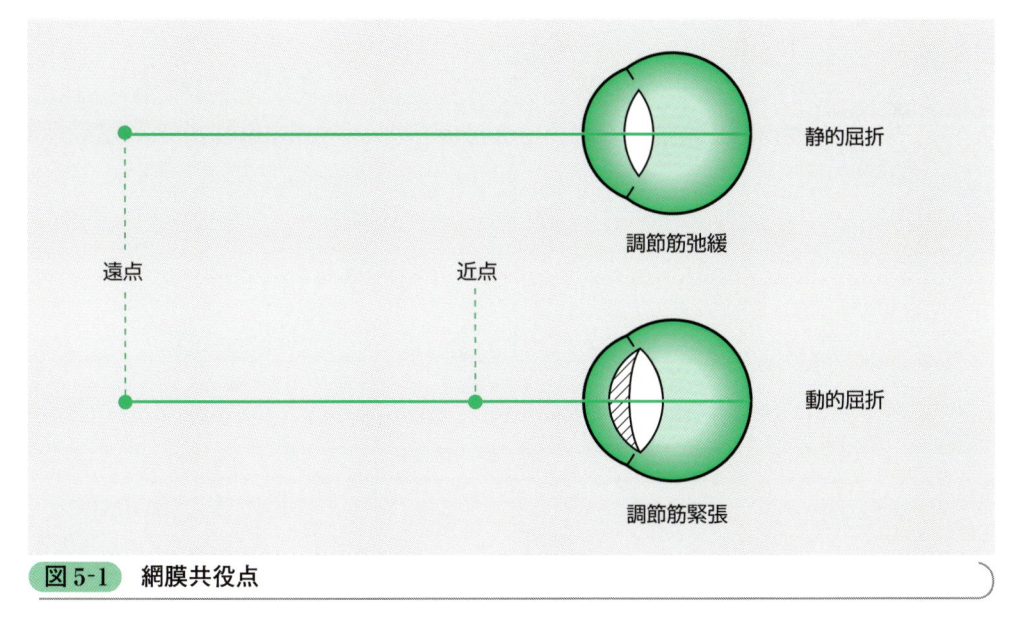

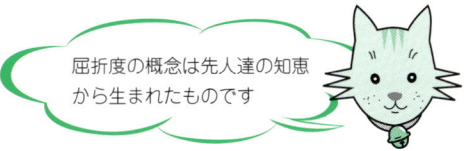

図 5-1　網膜共役点

屈折度の概念は先人達の知恵から生まれたものです

1 眼の屈折力と屈折度

　個々の眼の屈折力の測定は，非破壊検査をする限り，将来はともかく現時点では無理である。そこで屈折度の概念が生まれた。それは，正視を基準として，それからの過不足だけを量定し，その量を屈折度とする。

　例えば，眼を球面プラス3D，球面マイナス5D，円柱2Dのレンズでそれぞれ矯正されたとすれば，3Dの遠視，5Dの近視，2Dの正乱視という。別の言葉で表現すればこれらは，＋3Dの屈折度，－5Dの屈折度，2Dの乱視屈折度（2Dの円柱面屈折度）という。すなわち，測れないもの（眼球）に，測れるもの（検眼レンズ）をくっつけ，全体を測れるある条件（人工的正視）において，全体から測れるものを差し引いた残りを，測れないものの値（屈折度）とする発想である。眼科学の先人の知恵である。

　厳密には，角膜頂点に矯正レンズの後頂点がおかれた場合の矯正レンズの屈折力をその眼の屈折度という。しかし日常診療では，検眼レンズで矯正し得た値（通常，頂点間距離が12mmになっている）をもってその眼の屈折度としている。したがって，厳密には頂点間距離12mmの補正が要ることになる（図5-2）。

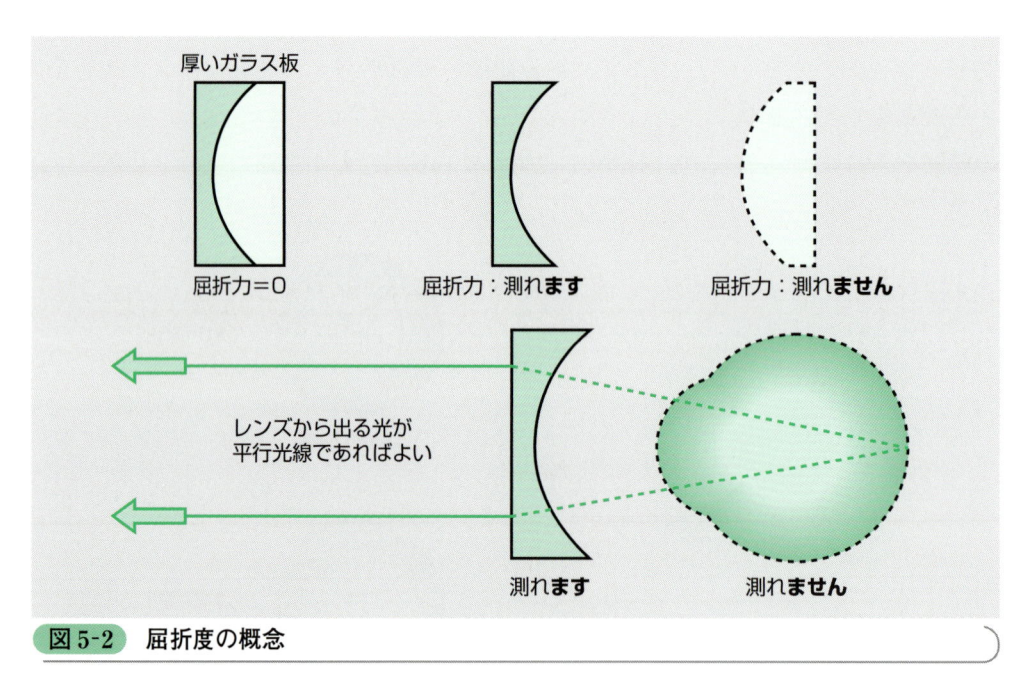

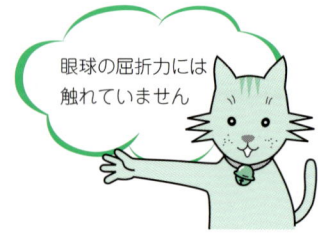

図5-2 屈折度の概念

眼球の屈折力には触れていません

2 屈折と調節

　調節しないときの眼の結像状態（どのような像の結び方をするか）を単に屈折，調節筋が働いたときの眼の結像状態を調節という。単なる屈折を静的屈折，調節を動的屈折ということもある。カメラにたとえると，無限遠（∞のマークで示される）にピントが合っている状態が屈折，それよりも近くにピントを合わせるためにオートフォーカスが働いているときが調節といえる。

　屈折は，正視，遠視，近視，正乱視，不正乱視に分類される。正視，遠視，近視は，球面レンズからなる光学系で，正乱視は，球面レンズと円柱レンズの組み合わせ光学系で，不正乱視はこれらに，不規則なレンズの歪みが加わった光学系である（図5-3～8）。

　屈折状態を定義するのに，遠点で定義するのと焦点で定義するのと二つある。

　しかし本質的には同じである。遠点で定義すれば，正視は遠点が眼前無限遠にあり，遠視は遠点が眼後有限距離にあり，近視は眼前有限距離にある。焦点で定義すれば，正視は焦点が網膜にあり，遠視は焦点が網膜後方にあり，近視は焦点が網膜前方にある。正乱視は主経線断面で定義すれば，正視，遠視，近視と同様に定義できる（図5-9）。

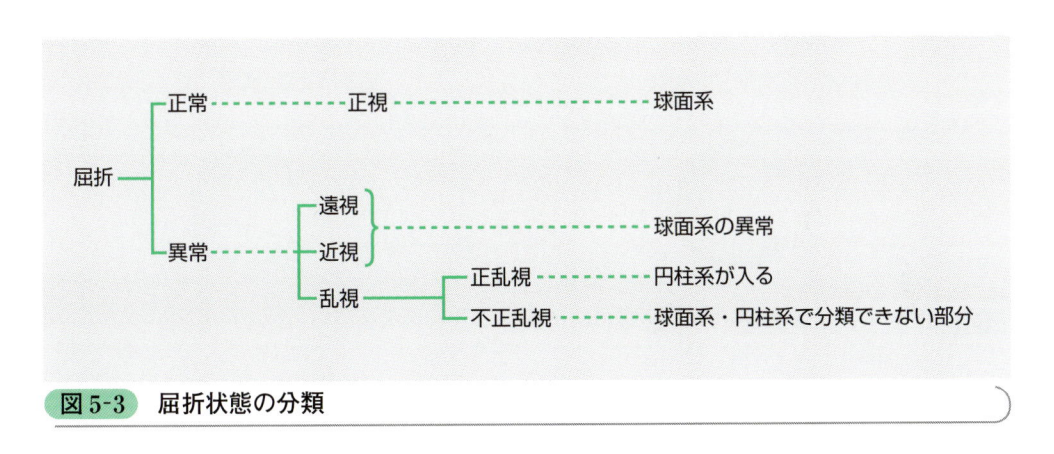

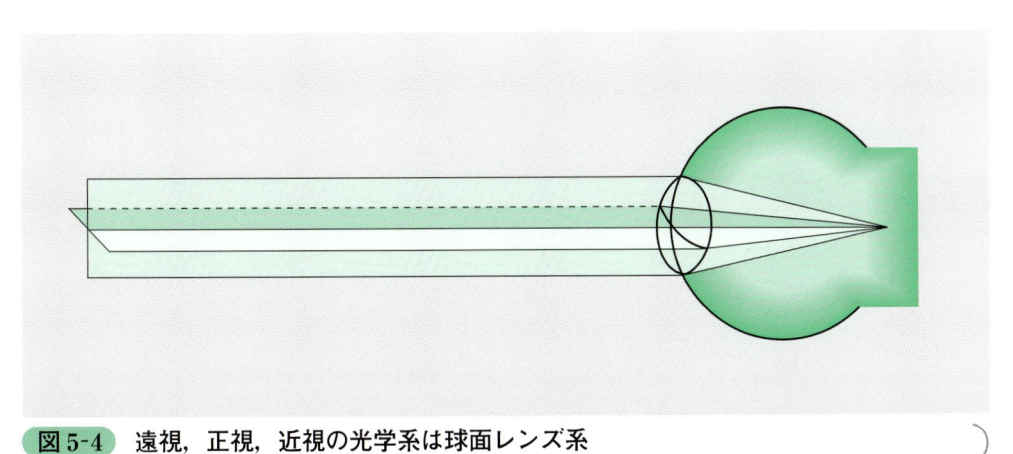

図5-3　屈折状態の分類

図5-4　遠視，正視，近視の光学系は球面レンズ系

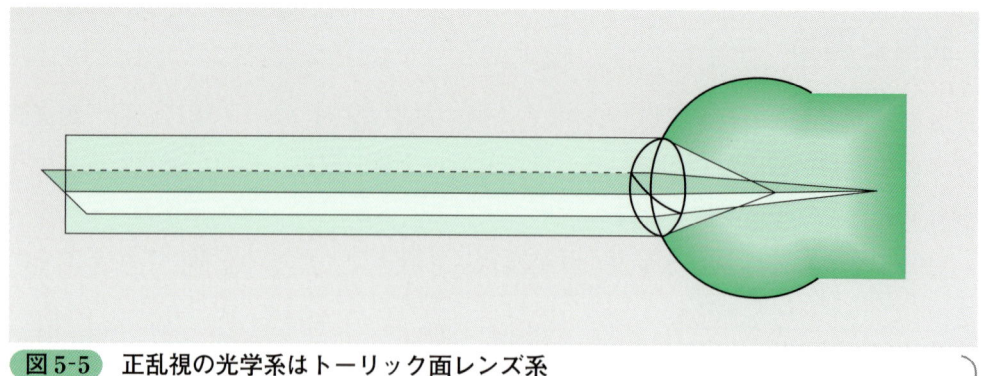

図 5-5　正乱視の光学系はトーリック面レンズ系

図 5-6　正乱視の主経線での断面

弱主経線(乱視軸)での断面　　　強主経線での断面

正乱視

弱主経線を乱視軸とした場合

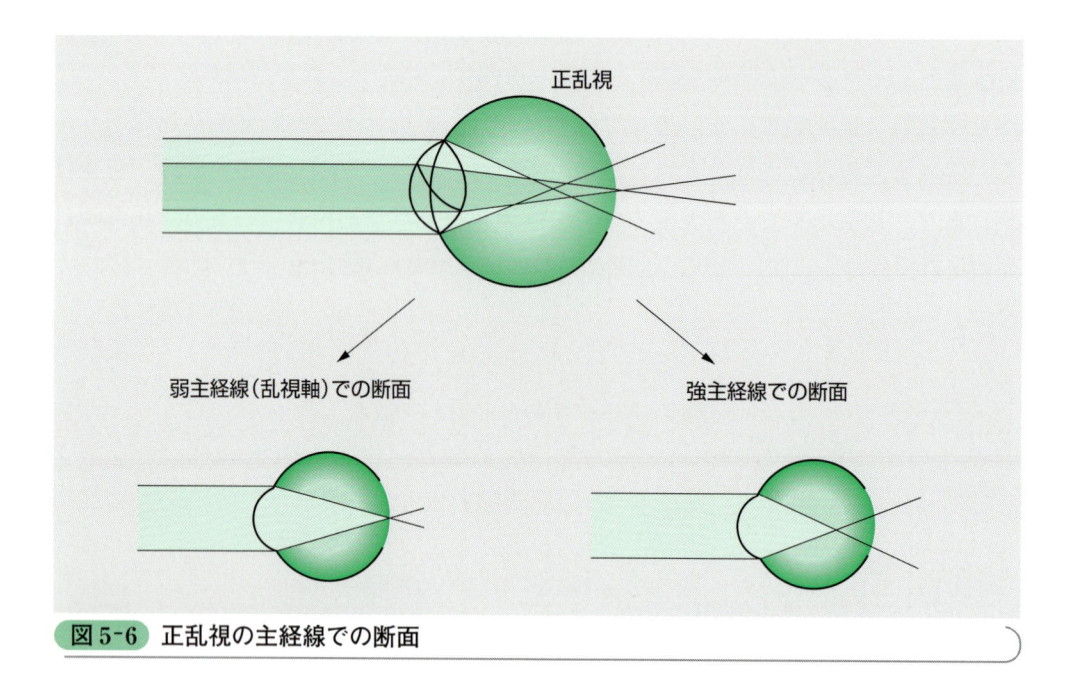

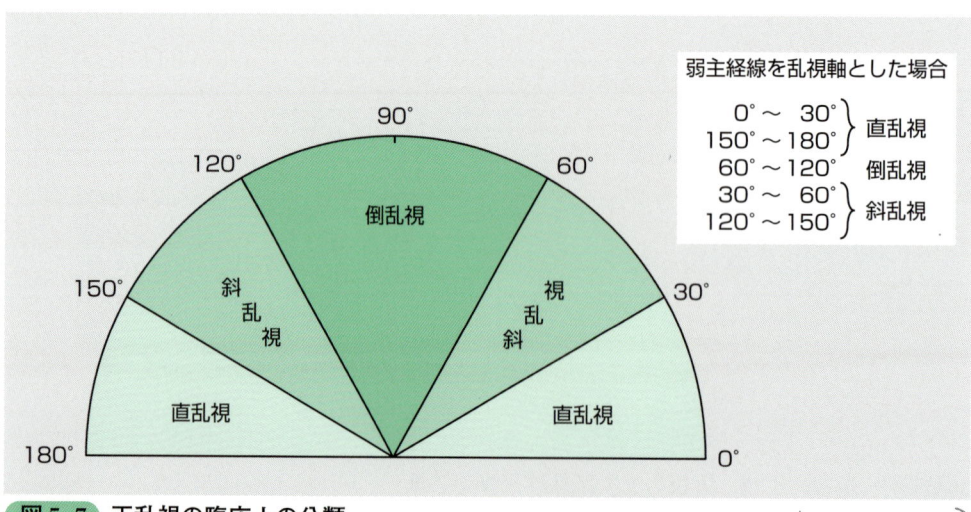

0°〜 30°
150°〜180° 　直乱視
60°〜120° 　倒乱視
30°〜 60°
120°〜150° 　斜乱視

図 5-7　正乱視の臨床上の分類

図5-8 不正乱視の光学系

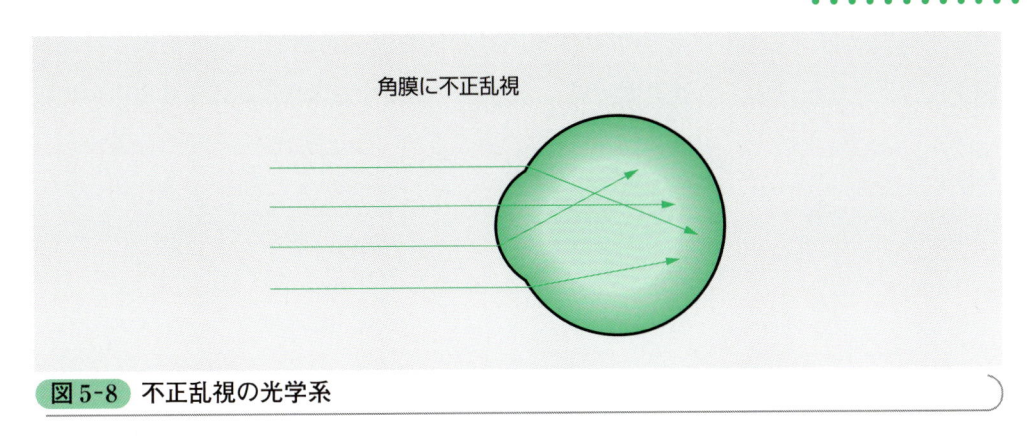

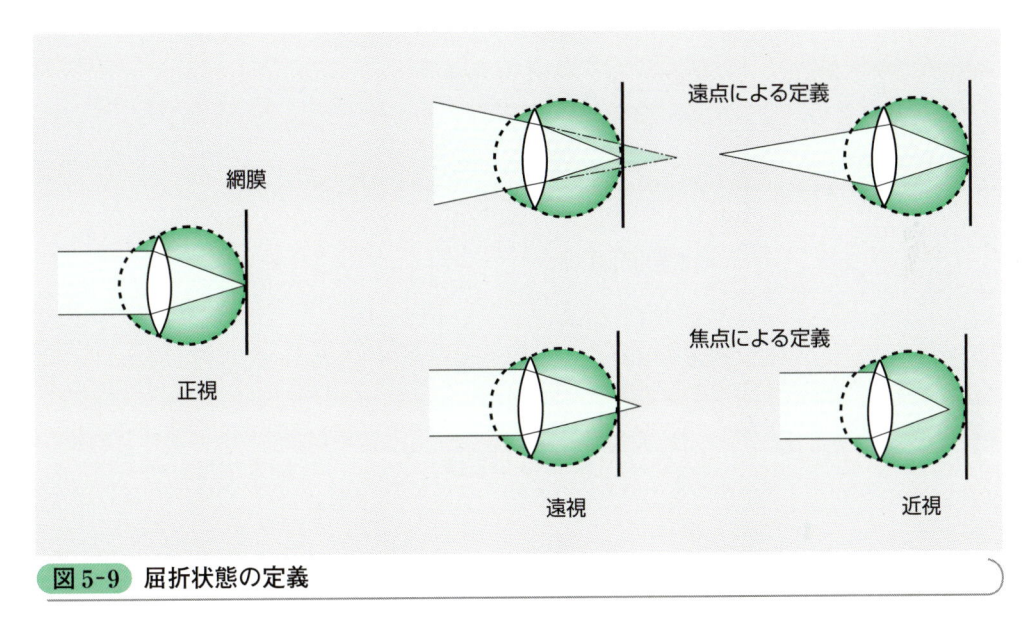

図5-9 屈折状態の定義

　正乱視が正視に付随した状態を単性乱視，遠視または近視に付随した状態を複性乱視，主経線断面の一方が遠視で他方が近視の場合を混合性乱視という。また，眼球経線の縦方向（90°）横方向（180°）に主経線があり，縦方向の屈折度が，横方向（180°）の屈折度よりもマイナス寄りの場合に直乱視といい，プラス寄りの場合を倒乱視という。主経線が斜め方向にある場合を斜乱視という。しかし実際の臨床にこの定義を適用すると，ほとんどが斜乱視になってしまうので，360°を三等分して分類することが多い。この主経線を眼球の乱視軸と呼ぶことがある。習慣的に，マイナス円柱レンズで乱視が矯正された場合は，弱主経線を乱視軸といい，プラス円柱レンズで矯正された場合は，強主経線を乱視軸という。要は，乱視軸は二つあり，互いに，直交している（**図5-10〜12**）。

　老視は，加齢によって，調節能力が減退した状態である。正視は，45歳くらいになると，近見障害として発現する（**図5-13**）。この加齢変化は13歳頃から起こる健常者の変化である。次第に起きている調節能力の減退をいつ自覚するかである。一般に正視は，45歳くらいになると近見障害として発現する。遠視はその屈折度に応じ正視よりも早く発現する。近視はそ

の逆で遅く発現する。しかし近視の近見障害の発症は調節域の関係で患者の訴えは複雑になる。確かに，2Dくらいまでの近視は正視よりも遅く発現する。2Dから4Dくらいの近視は

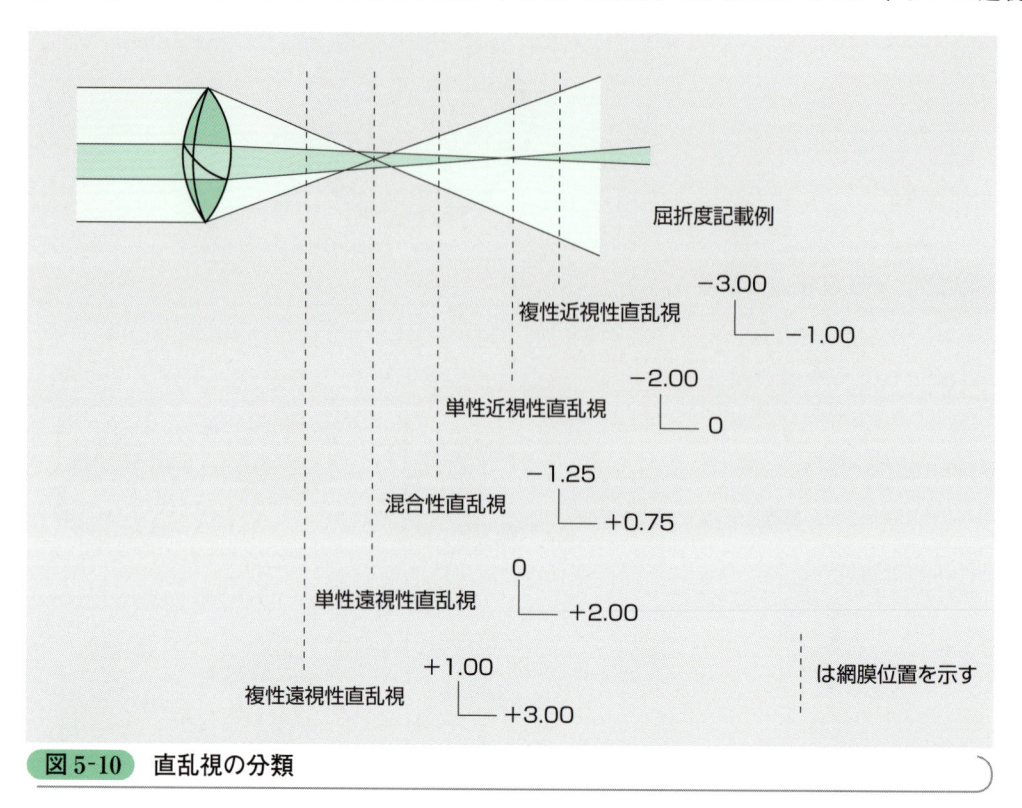

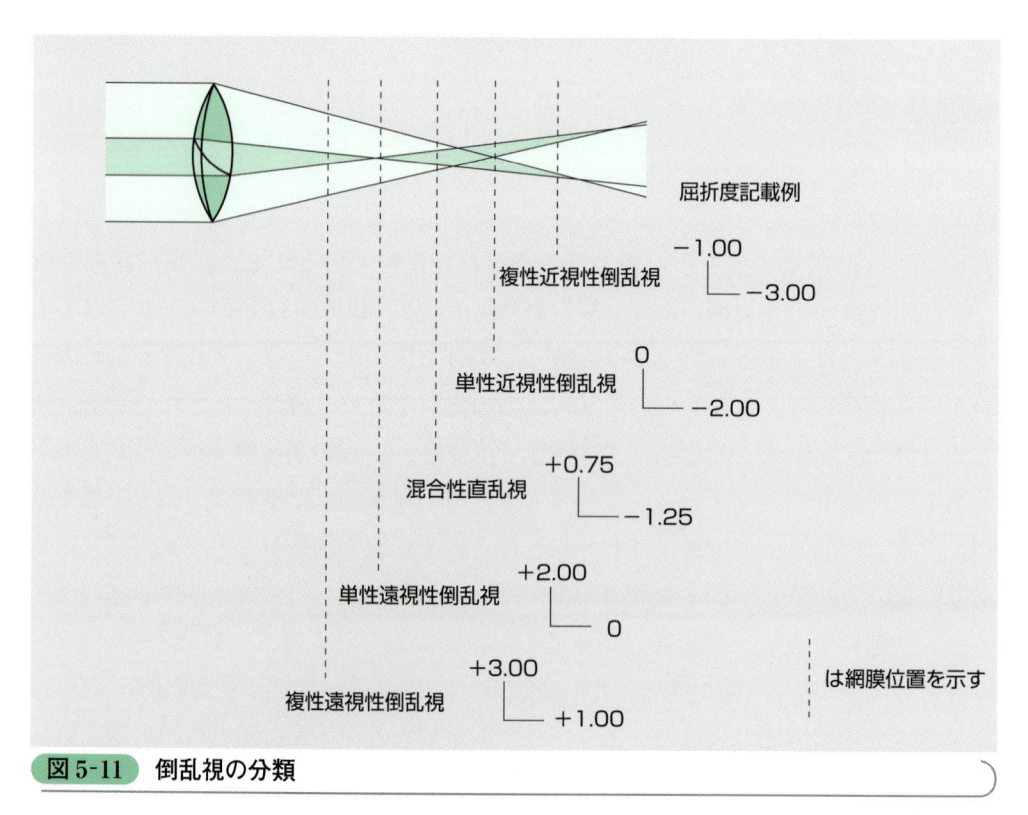

屈折度記載例

複性近視性直乱視 −3.00 / −1.00

単性近視性直乱視 −2.00 / 0

混合性直乱視 −1.25 / +0.75

単性遠視性直乱視 0 / +2.00

複性遠視性直乱視 +1.00 / +3.00

は網膜位置を示す

図 5-10 直乱視の分類

屈折度記載例

複性近視性倒乱視 −1.00 / −3.00

単性近視性倒乱視 0 / −2.00

混合性直乱視 +0.75 / −1.25

単性遠視性倒乱視 +2.00 / 0

複性遠視性倒乱視 +3.00 / +1.00

は網膜位置を示す

図 5-11 倒乱視の分類

近見障害を訴えないこともある。ちなみに，2Dの近視の遠点は50cm，3D，4Dのそれは33cm，25cmである。4D以上になると屈折異常矯正状態で近見障害を訴えることも多い。近見障害の程度，種類は個人の生活スタイルによる。

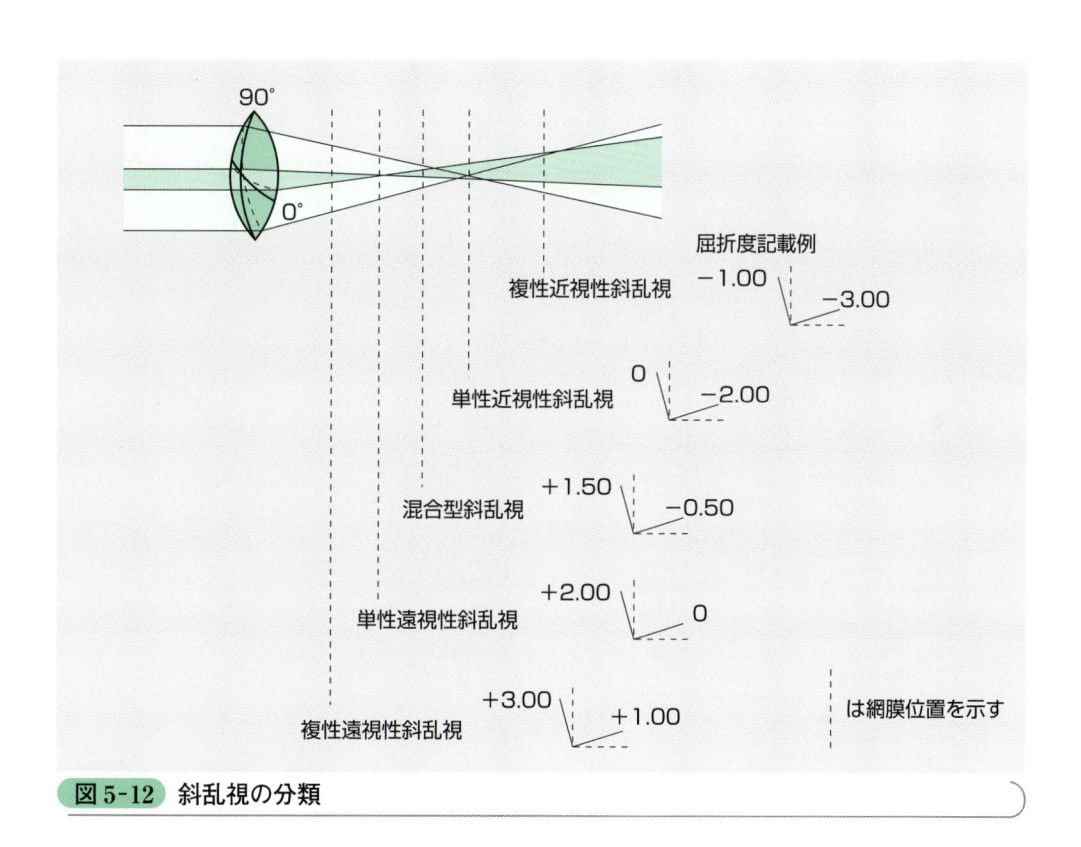

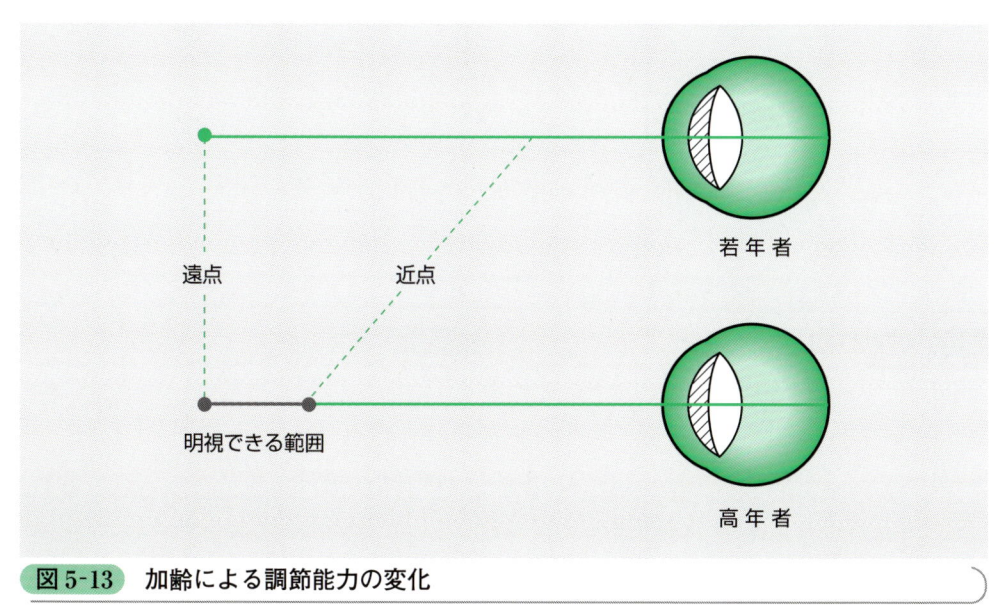

図5-12 斜乱視の分類

複性近視性斜乱視　−1.00 ╲ −3.00　屈折度記載例

単性近視性斜乱視　0 ╲ −2.00

混合型斜乱視　+1.50 ╲ −0.50

単性遠視性斜乱視　+2.00 ╲ 0

複性遠視性斜乱視　+3.00 ╲ +1.00　｜は網膜位置を示す

図5-13 加齢による調節能力の変化

遠点　近点　明視できる範囲　若年者　高年者

3 屈折異常の矯正

　遠視，近視は球面レンズで矯正する。屈折異常眼の遠点に矯正レンズの焦点を一致させればよい。

　正乱視は円柱レンズで矯正する。乱視軸と円柱レンズ軸を一致させ，遠点に矯正レンズの焦点を一致させればよい（**図5-14，15**）。

　これらの記述でわかるように，必要な矯正レンズの屈折力は，眼球とその矯正レンズとの距離（頂点間距離）を決めて，はじめて決定される（**図5-16**）。

　不正乱視は，その不正乱視が角膜前面で起こっている場合に限り，ハードコンタクトレンズの装用で矯正できる（**図5-17**）。

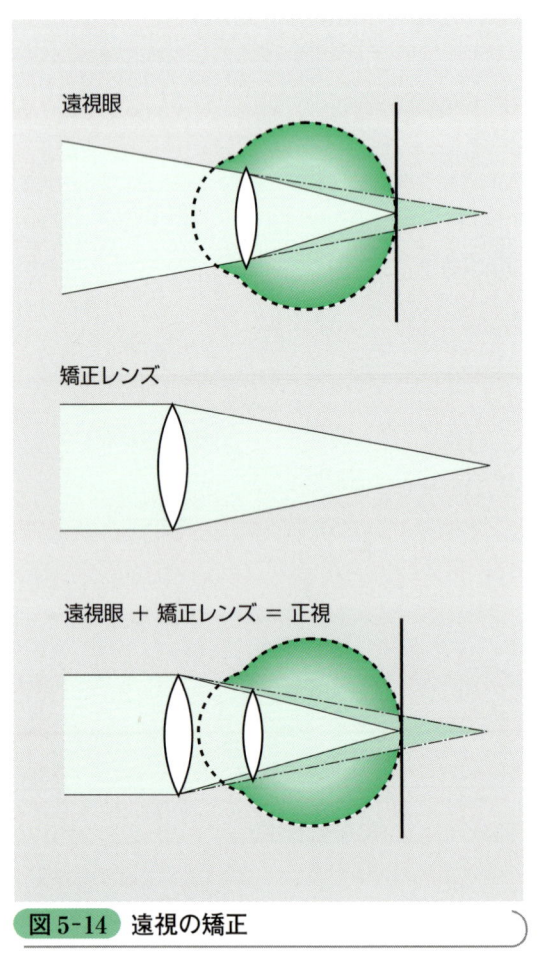

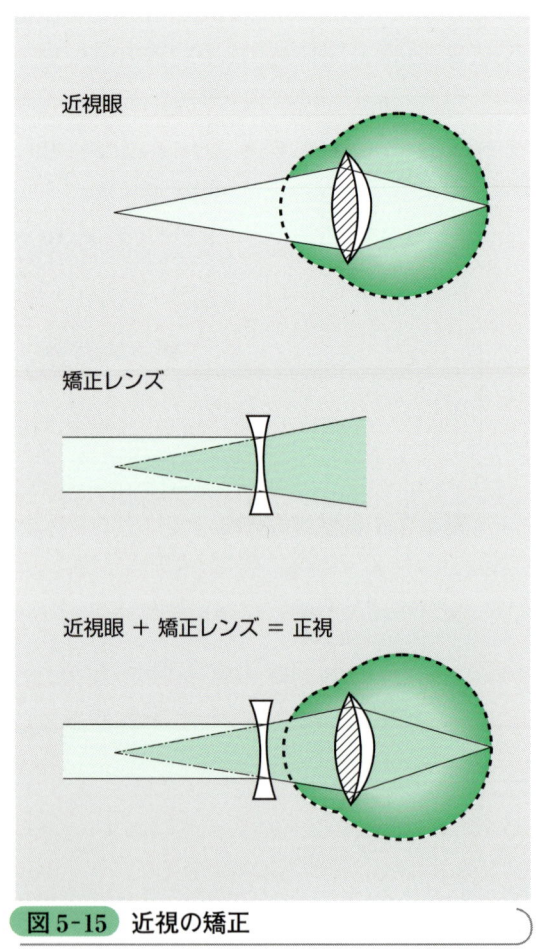

図5-14 遠視の矯正

図5-15 近視の矯正

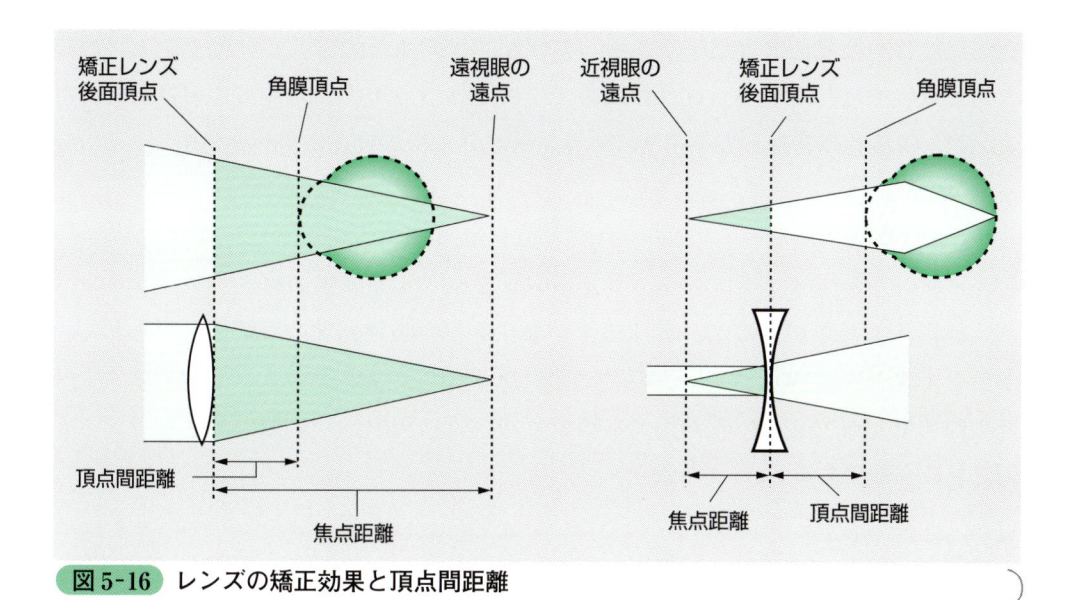

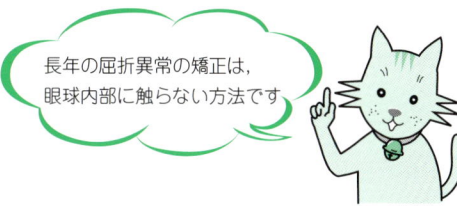

図 5-16 レンズの矯正効果と頂点間距離

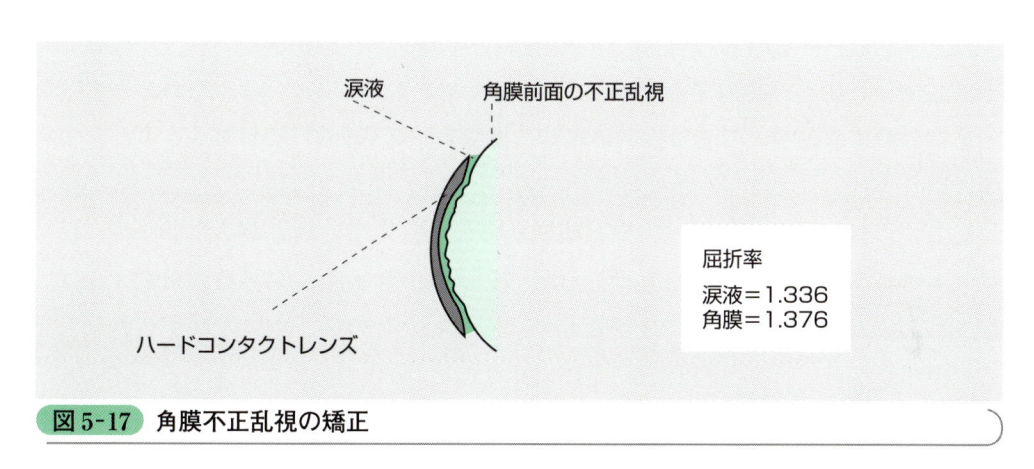

図 5-17 角膜不正乱視の矯正

屈折率
涙液＝1.336
角膜＝1.376

長年の屈折異常の矯正は，眼球内部に触らない方法です

4 屈折検査

屈折検査には，他覚法と自覚法がある。他覚法では，眼球光学系が共軸光学系の前提で計測され，自覚法では，現実の眼球は非共軸光学系なので，現実の見え方を前提とした計測ができる反面，被検者の判断応答を頼りに検査を進めるので，検査に習熟を要する。

■ 4-1 他覚法 ■

検影法，オートレフラクトメータ，フォトレフラクション応用のオートレフラクトメータがある。検影法は習熟が要るが，定性的にかなり多くの眼球光学系の情報が得られる。オートレフラクトメータは普及している。フォトレフラクション応用のオートレフラクトメータは検査の際の固定ができない乳幼児でも測定でき，特に両眼同時に測定できるので，不同視の早期発見に有効である。

1 検影法

検影器（レチノスコープ，スキアスコープともいう）を用いて，片眼ずつ測定する。検者と被検者は，暗室で，ある距離（通常は50cm）をおいて対面し，検影器からの光を被検者の瞳孔を通じて眼底に投射し，投射光を動かし（この操作をスキャンという），そのときの眼底からの反射光像の動きを観察する。被検者の眼前に検眼レンズ（通常は板付きレンズ，乱視軸を正確に得たいときはホロプターか検眼枠を用いる）を置き，眼球と検眼レンズの合成光学系の屈折度に応じて，投射光の動きと同方向の眼底からの反射光像の動きがあれば同行，反対方向の眼底からの反射光像の動きがあれば逆行といい，眼前の検眼レンズ度数を変えれば，眼球と検眼レンズの合成光学系の屈折度が変わり，同行と逆行の移行点に眼底からの反射光像の動かない中和点がある。この中和点から図5-20の式で，眼球の屈折度を求める（図5-18〜20）。

検影器の操作によって，3種類の光線束が得られる。発散光線束と長収束光線束は同じ働き

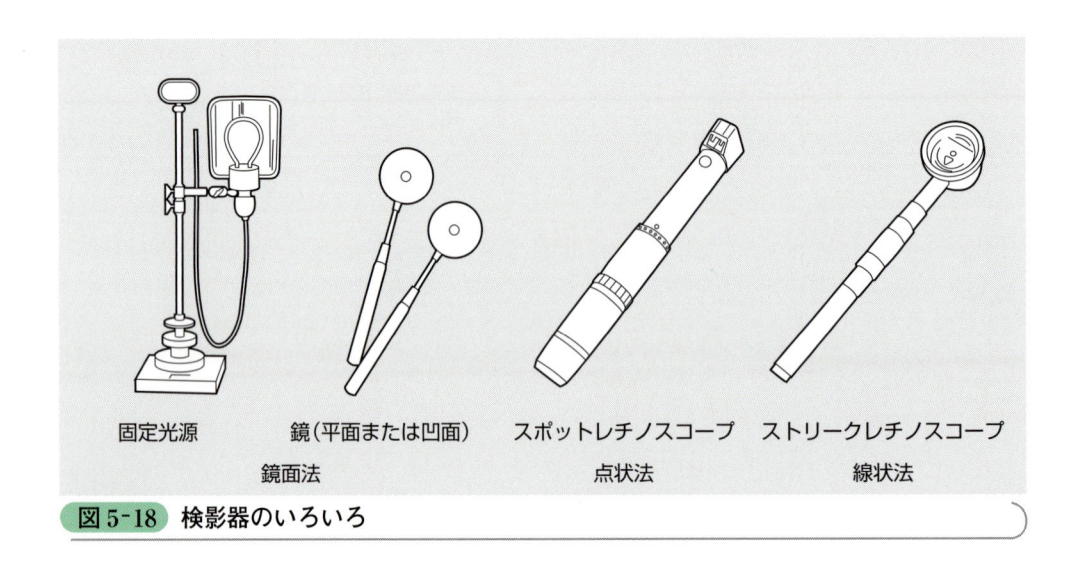

図5-18 検影器のいろいろ

固定光源　鏡（平面または凹面）　スポットレチノスコープ　ストリークレチノスコープ
　　　　　　鏡面法　　　　　　　点状法　　　　　　　　線状法

をし，短収束光線束は反対の働きをする。例えば，発散光線束と長収束光線束を投射して同行のとき，短収束光線束では逆行になる。中和点は同じである。鏡面法の平面鏡，点状検影器を使ったときは常に発散光線束，鏡面法の凹面鏡を使ったときは長収束光線束か短収束光線束，線条検影器を使ったときはすべての光線束が得られる。検者のトレーニングは，発散光線束から始めるのがよい（図5-21）。

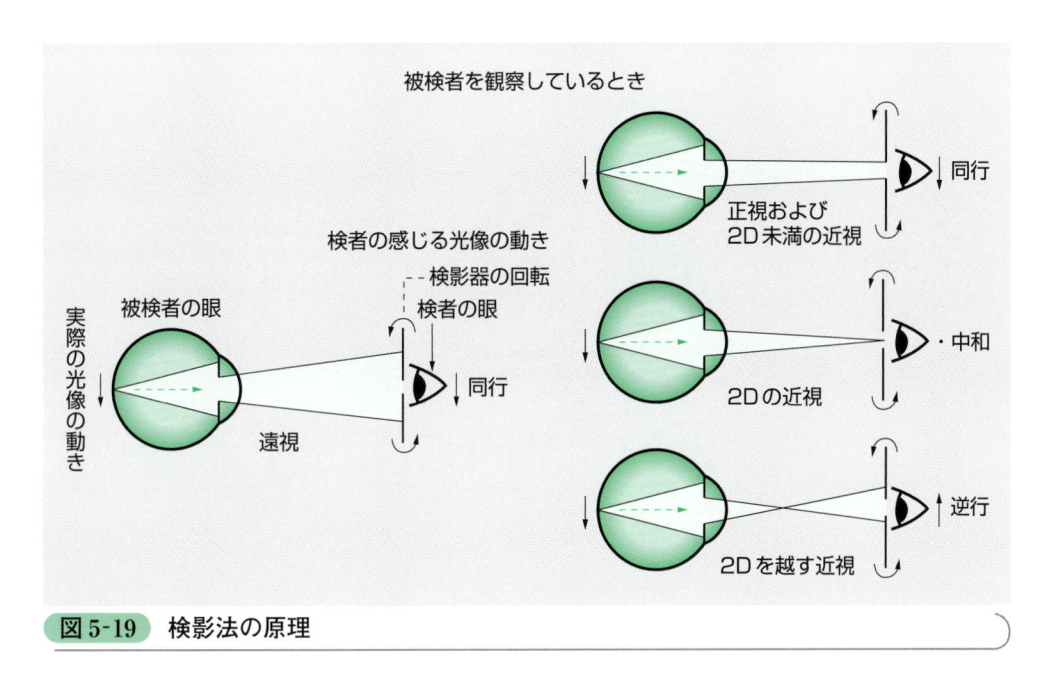

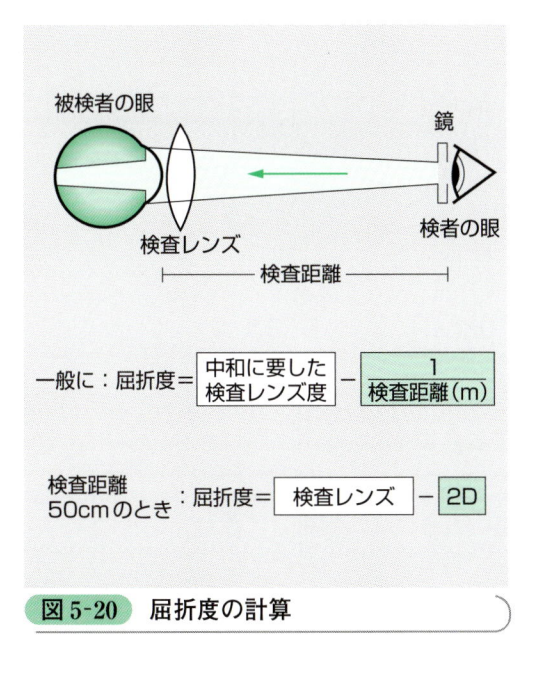

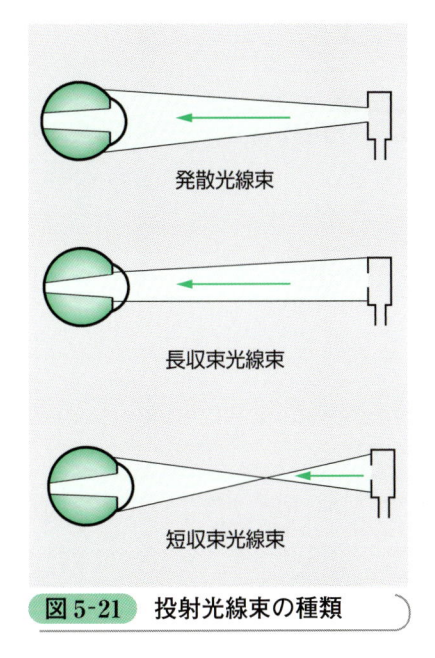

図5-19 検影法の原理

図5-20 屈折度の計算

一般に：屈折度 ＝ 中和に要した検査レンズ度 － $\dfrac{1}{検査距離(m)}$

検査距離50cmのとき：屈折度 ＝ 検査レンズ － 2D

図5-21 投射光線束の種類

検査は3ステップからなる

❶鏡面検影器か点状検影器ならば，どの経線でもよい。スキャンしてみる。眼底光像の動くように見える方向が乱視軸である。線条検影器ならば，スリーブ（検影器の柄についている光線束の種類を変える装置）を上下して眼底光像ができるだけ細くなるようにする。そして虹彩に投射されている線条光と眼底光像が一直線になるようにスリーブを回転する。一直線になった角度が乱視軸である。――**乱視軸の決定**（図5-22）

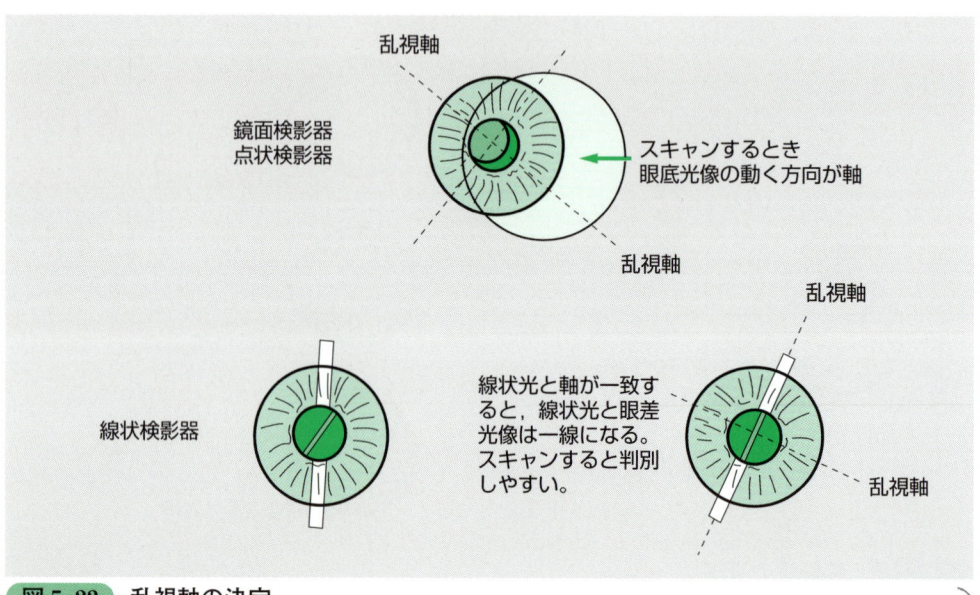

図5-22 乱視軸の決定

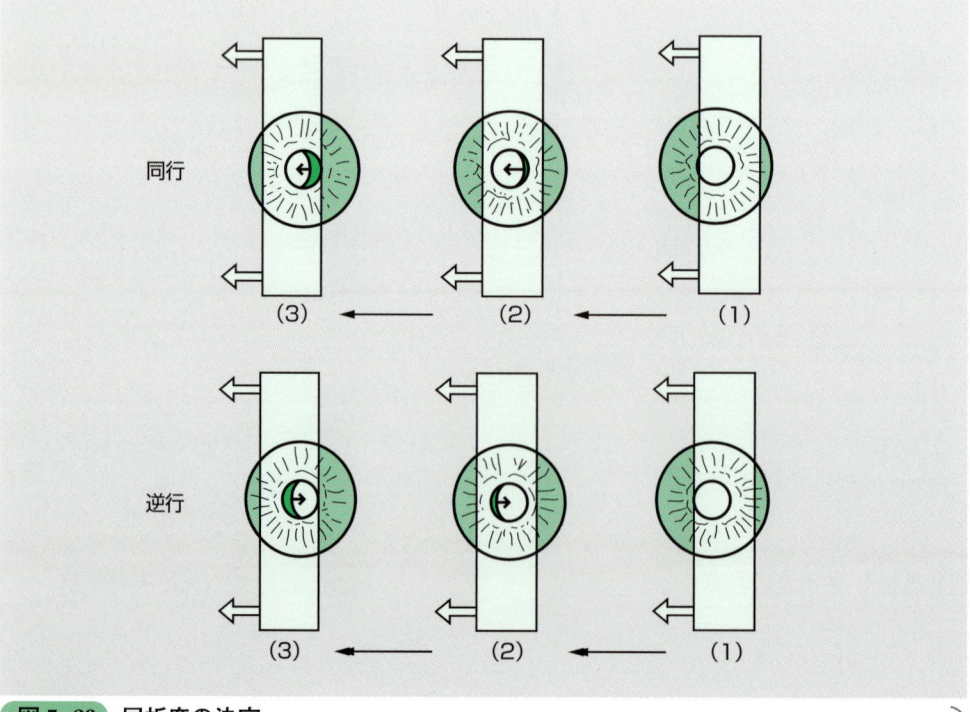

図5-23 屈折度の決定

❷ 乱視軸ならびに乱視軸から90°離れた経線をスキャンし，中和点を求める。──**主経線の屈折度の決定**（図5-22）

❸ 紙に書いて球面屈折度と乱視屈折度を計算する。──**屈折3要素**（s：球面屈折度，c：乱視屈折度，A：乱視軸）**の決定**（図5-24）

屈折度測定（第2ステップ）のスキャンは，瞳孔全面を投射光が覆う状態で，同行，逆行，中和を判定しなければならない。また同時に，検者眼の網膜共役点が被検者眼の瞳孔上にないといけない。検者眼が瞳孔を明視しているからといって，網膜共役点が被検者眼の瞳孔上にあるとは限らない。検者眼の調節ラグのためである。これが検影法を難しくしている原因の一つである。

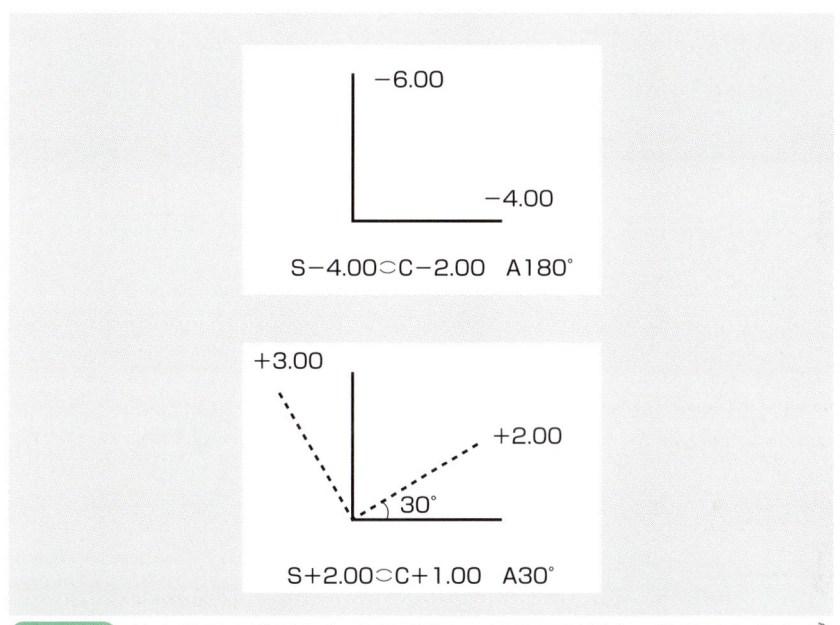

S−4.00○C−2.00　A180°

S+2.00○C+1.00　A30°

図5-24 検査結果の記録から球面屈折度，円柱面屈折度，乱視軸を求める

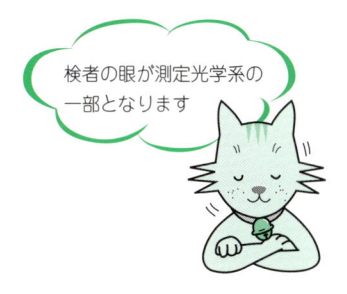

検者の眼が測定光学系の一部となります

2 オートレフラクトメータ

被検者が，固視目標を眺めた状態で測定ボタンを押せば，赤外光が眼底に投射され，その反射光から大まかな網膜共役点を求め，その位置に固視目標がくる。そこから固視目標が遠方に移動し（この状態を雲霧という），その状態で眼底からの反射光を測定し，トーリック面光学系として処理し，屈折度を表示する（図5-25）。

オートレフは，器械自体完璧な共軸光学系である。被検眼は不定要素を含む非共軸光学系である。そのために測定ごとに，生データは変動する。統計学的手法によって安定したデータが得られるようにしてある。

3 フォトレフラクション応用の小児用レフラクトメータ

子供の姿を写真撮影すると，しばしば瞳孔内が赤く写ることがある。この，いわゆる赤目の光量分布を解析して屈折度を求める方法である。離れた位置から，ふつうのカメラでの記念撮影をするような要領で測定ボタンを押す。測定チャンスをとらえるのがコツである（図5-26，27）。

この器械の一番の利用目的は，乳幼児の不同視の発見である。早期発見することで，視知覚の正常発育をサポートできる。

図5-26 フォトレフラクションの原理

図5-25 レフラクトメータの原理

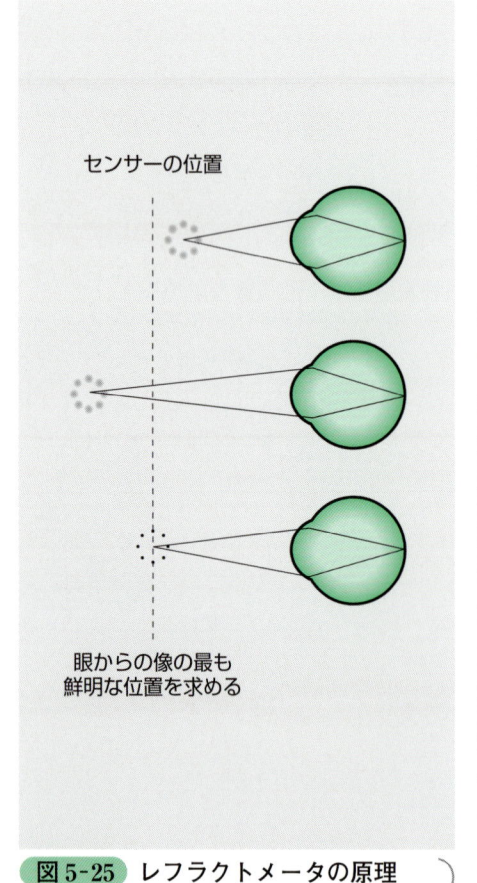

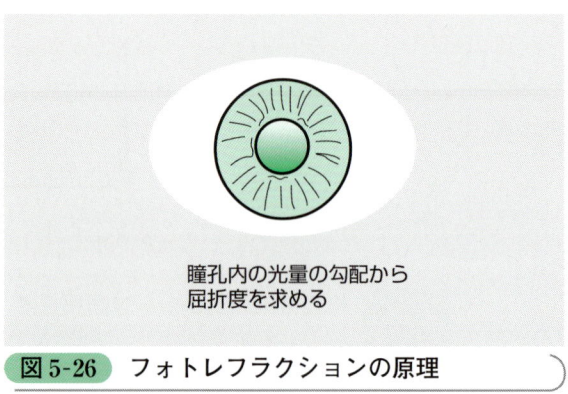

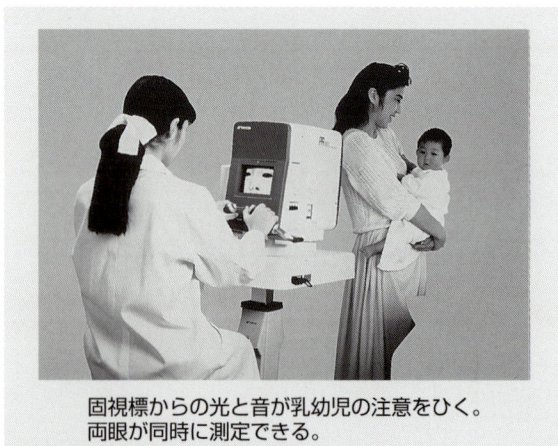

図5-27 小児用レフラクトメータ

図 5-28　眼球光学系の結像状態

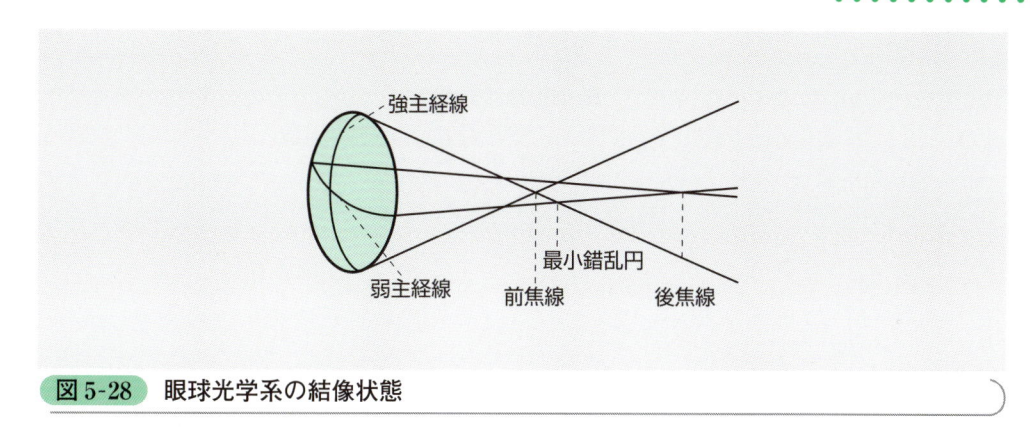

■ 4-2　自覚法 ■

検眼レンズと検眼枠，またはターレット式検眼器を用いる．まず正乱視の屈折度を測定し，続いて球面系の屈折度（遠視，近視，正視）を測定する（図5-28）．

1　放射線乱視表を用いる乱視検査

◆ 3ステップからなる ◆

❶ 最良の視力を得る球面レンズを求める．その球面レンズから他覚検査による乱視度の半分を雲霧（プラス側に寄せる）する．―――**網膜を後焦線にもってくる**

❷ 放射線乱視表を見せ，すべての角度の放射線の見え方に差がなければ乱視なし．差があれば，放射線の最もボケて見える角度が乱視軸である．―――**乱視の有無と乱視軸の決定**

❸ 乱視軸にマイナス円柱レンズの軸を一致させ，放射線が均一になるまで，円柱レンズの屈折力を増す．―――**乱視度の決定**

この方法は，マイナス円柱レンズを用いる．もしプラス円柱レンズを用いるならば，網膜を前焦線におく．しかし，こうすれば，調節が介入したときに，網膜位置が最小錯乱円を超える恐れがあり，もし超えればステップ❷の見え方は90°変わる．もちろん無水晶体眼を検査するときは，どちらでもよい．

したがって，マイナス円柱レンズを用いるとき，網膜位置は後焦線が最良であるが，それに不安があるときは，後焦線よりも後方（球面レンズをプラス寄り）にもってくるのが安全である．前方（球面レンズをマイナス寄り）にもってくると，最小錯乱円を超えることがある．ステップ❶の最良視力を得る球面レンズは，何枚かあることになるが，最もプラス寄りのレンズ（プラスレンズならば最も度数の大きい，マイナスレンズならば最も小さいレンズ）を選ぶ．

ステップ❷の被検者への質問は，ボケて見える角度を聞くよりは，「はっきり」もしくは「濃く見える」角度を聞き，それから90°離れた角度を乱視軸としてもよい．しかし，このとき視線が中央の点を見ているにもかかわらず，「ボケ」る経線と「はっきり」の経線が90°離れていないときは，この眼は共軸光学系からずれている可能性がある（図5-29）．

■ 放射線乱視表

■ 検査のステップ

ステップ1

ステップ2

ステップ3

■ 放射線の見え方

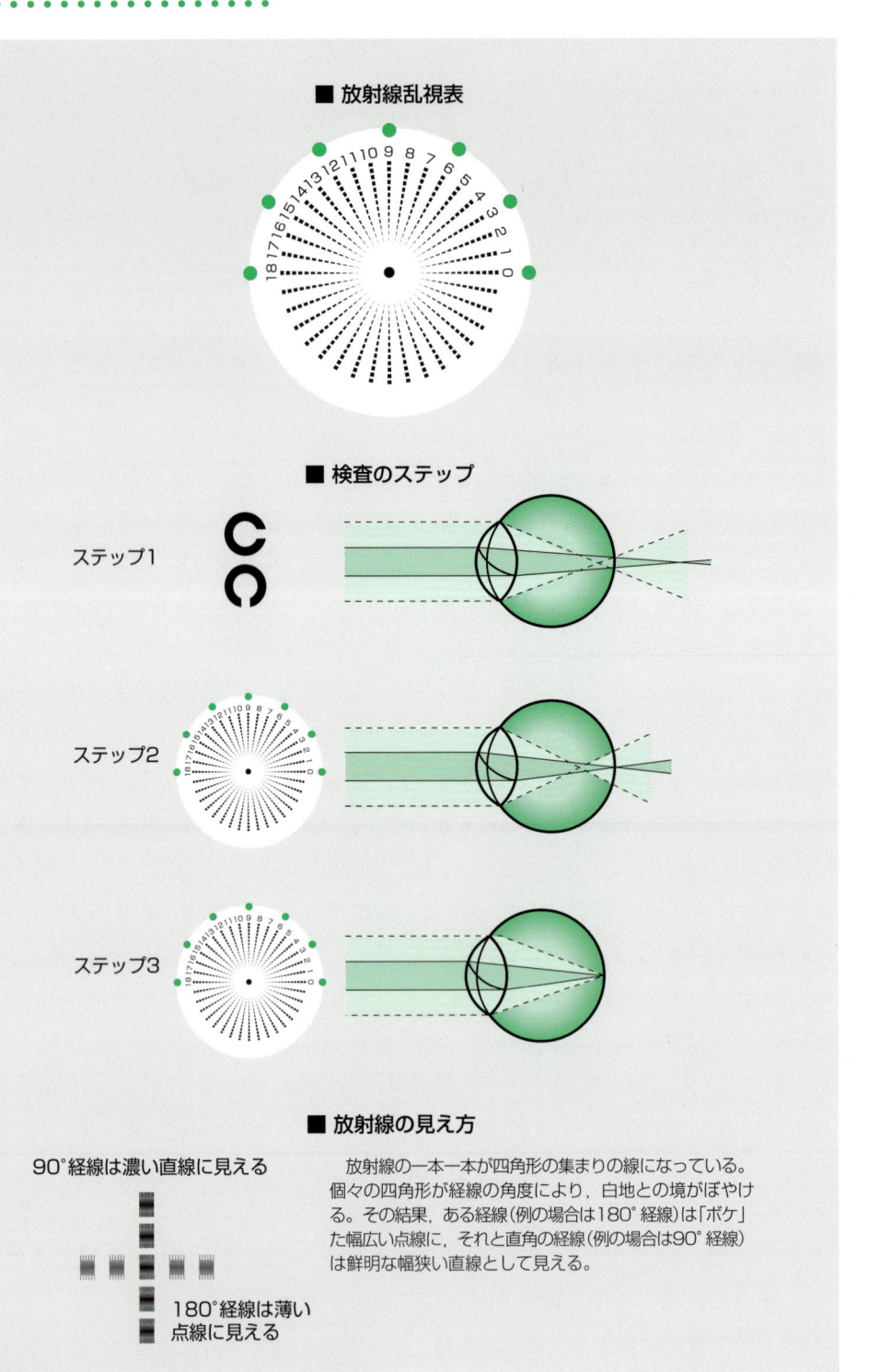

90°経線は濃い直線に見える

180°経線は薄い点線に見える

放射線の一本一本が四角形の集まりの線になっている。個々の四角形が経線の角度により，白地との境がぼやける。その結果，ある経線（例の場合は180°経線）は「ボケ」た幅広い点線に，それと直角の経線（例の場合は90°経線）は鮮明な幅狭い直線として見える。

図 5-29　放射線乱視表を用いる乱視検査

2　クロスシリンダーを用いる乱視検査

🔹4ステップからなる🔹

①最良の視力を得る球面レンズを求める。────**網膜を最小錯乱円におく**

②クロスシリンダーを任意の乱視軸に合わせ，その状態で表裏反転する。指標の見え方に差がなければ，乱視がない。差があれば乱視がある。────**乱視の有無の決定**

③他覚検査のマイナス円柱レンズを仮に入れる。クロスシリンダーの柄をマイナス円柱レンズと同じ経線におき，両者を重ねる。柄をまわしてクロスシリンダーを表裏反転させ，表裏どちらのほうが視標がより鮮明に見えるか聞く。

　　より鮮明に見えた側のクロスシリンダーの（−）軸にマイナス円柱レンズの軸を少し（1〜10度）近づける。

　　同じ操作を繰り返し，クロスシリンダーの表裏いずれでも，見え方に差がなければ，このときのマイナス円柱レンズの軸が乱視軸である。────**乱視軸の決定**

④クロスシリンダーの（−）軸をマイナス円柱レンズの軸と同じ経線にして，両者を重ねる。柄をまわしてクロスシリンダーを表裏反転させ，表裏どちらのほうが視標がより鮮明に見えるか聞く。

　　クロスシリンダーの（−）軸がマイナス円柱レンズの軸と一致しているときのほうがより鮮明に見えれば，マイナス円柱レンズの度を増し，（＋）軸が一致したとき，より鮮明に見えればが，マイナス円柱レンズの度を減じる。

　　同じ操作を繰り返し，クロスシリンダーの表裏いずれでも，見え方に差がなければ，このときのマイナス円柱レンズの度が乱視度である。────**乱視度の決定**

　この方法は，プラス円柱レンズを用いても支障はない。その場合は上の説明のクロスシリンダーの（−）軸と（＋）軸を入れ替えればよい。

　この方法は，網膜を最小錯乱円におき，クロスシリンダー反転による，最小錯乱円の大小を判断することによって検査を進める。最小錯乱円が小さいとき鮮明に見え，大きいときボケて見える。そのため，検査用の指標は対称図形を用いるのがよい。あとでの球面屈折検査の際にまで調節の介入をもち込まないようにしなければならないが，この検査に限ってならば，①のステップの球面レンズは，最良視力を得る最もマイナス寄りのレンズを選んだほうが被検者の判断応答はよい。この検査は，最小錯乱円の大きさだけを判断するので，共軸光学系からの歪みを検出し難い（図5-30〜32）。

3　レンズ交換法による球面屈折検査

　乱視を矯正したうえで，他覚屈折検査から予測される球面レンズよりもプラス寄りの（プラスレンズならば大きい度数，マイナスレンズならば小さい度数）レンズから順次マイナス寄りのレンズを装用させ，最良の視力の得られる最もプラスよりの球面レンズをもって，球面屈折度とする。

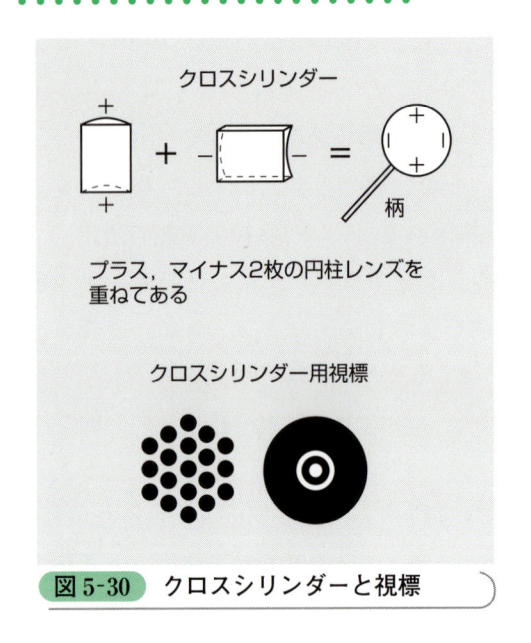

図5-30　クロスシリンダーと視標

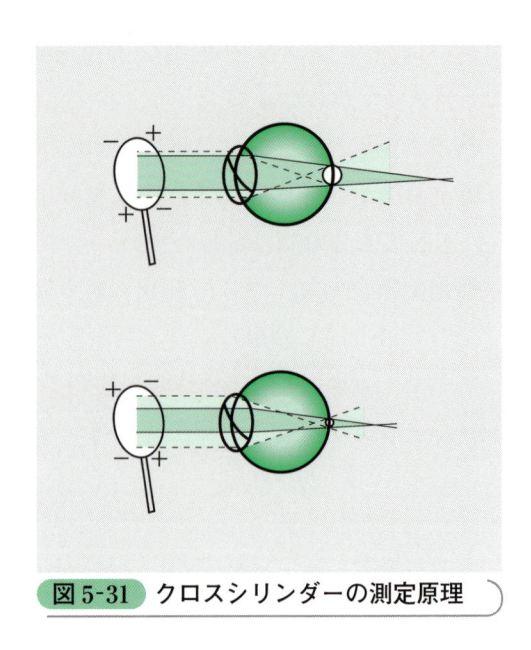

クロスシリンダー

プラス，マイナス2枚の円柱レンズを重ねてある

クロスシリンダー用視標

図5-31　クロスシリンダーの測定原理

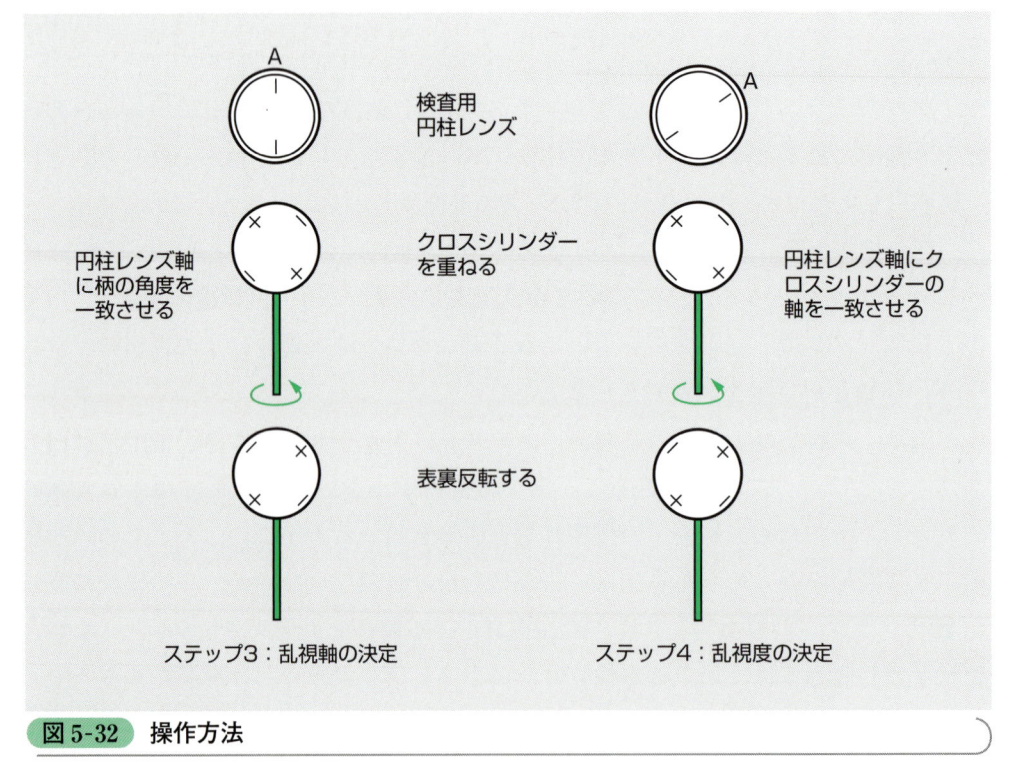

図5-32　操作方法

検査用円柱レンズ

円柱レンズ軸に柄の角度を一致させる

クロスシリンダーを重ねる

円柱レンズ軸にクロスシリンダーの軸を一致させる

表裏反転する

ステップ3：乱視軸の決定

ステップ4：乱視度の決定

4 レッドグリーン検査による球面屈折検査

赤と緑の屈折率の違いから，眼球内で起こる結像位置の違いを応用して球面屈折度を求める。注意すべきは，被検者の順応状態，用いるフィルターの良し悪し，被検者が標準比視感度と同じ感度をもっているかである（**図5-33**）。

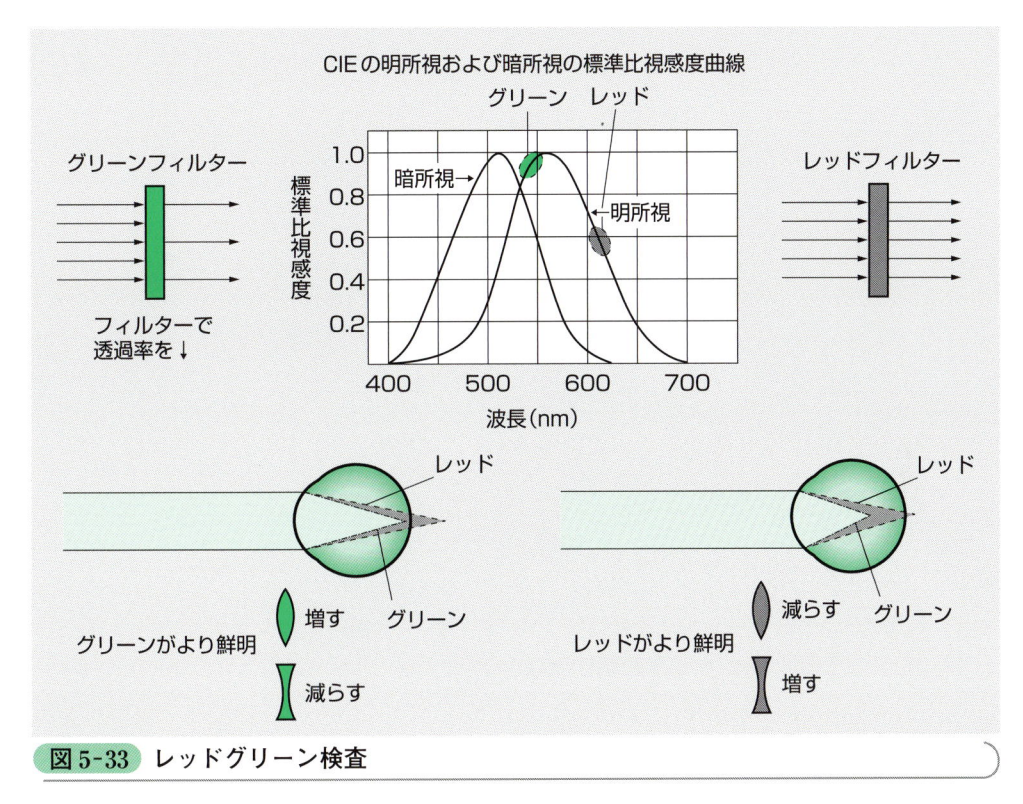

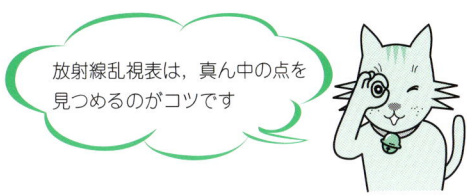

図5-33 レッドグリーン検査

放射線乱視表は，真ん中の点を見つめるのがコツです

5 調節能の補助

　調節能力の全くない眼を，屈折異常の矯正で人工的に正視にし（眼球と矯正レンズの合成光学系が正視になっているとの意味），明視したい点にプラス球面レンズの前焦点を一致させれば，この眼は自身の調節能力を働かせることなく，その点を明視できる。このときのレンズの屈折力は，前面頂点屈折力である。白内障のIOL挿入眼の検査にも応用できる（**図5-34**）。

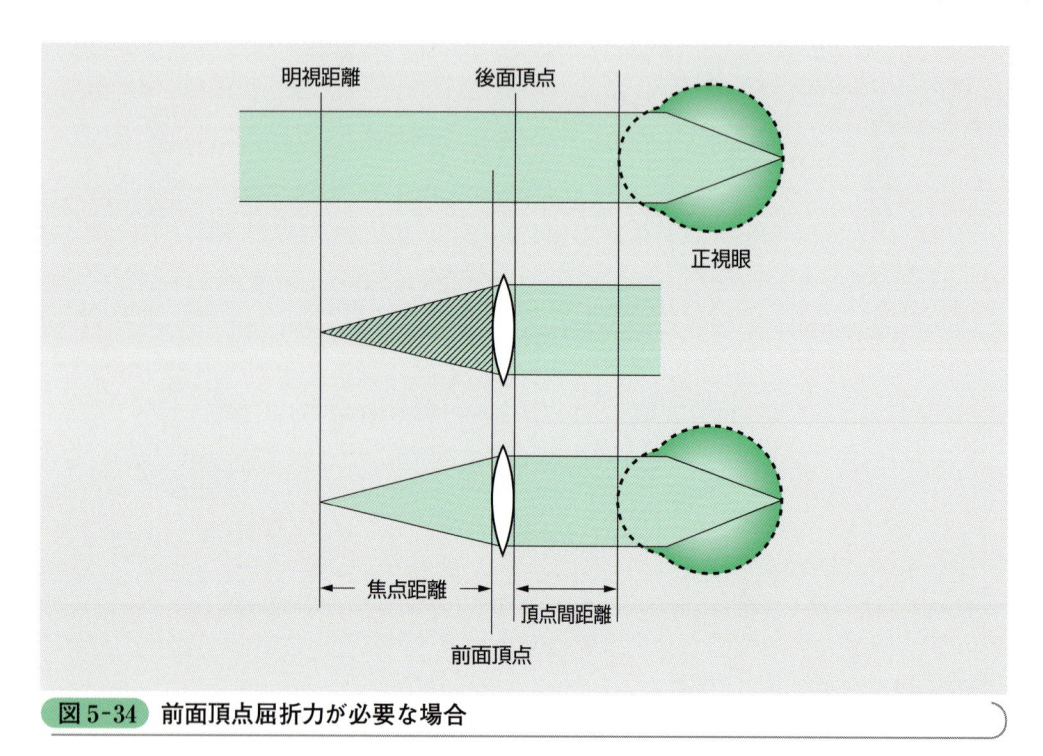

図5-34 前面頂点屈折力が必要な場合

Memo

6 調節検査

調節能力の基本的な表現に，調節力がある。調節力はその眼球の調節能力の最大限を表現する。遠点と近点を測定し，次式から求める。遠点から近点までの空間的な調節域を屈折力で表現していることになる。

$$調節力(D) = \frac{1}{近点(m)} - \frac{1}{遠点(m)}$$

符号を眼前方向に正にとるので

遠点 $= \dfrac{1}{-屈折度}$ として求める。5Dの近視ならば遠点は0.2m

2Dの遠視ならば遠点は-0.5mとなる。

遠点は屈折度の逆数でよく（この計算の場合，眼前の方向へ符号を正にとるので注意），結局は，検査としては近点を測定することになる。近点測定のときに，レンズ装用で測定するとちょっと面倒だが，spectacle accommodation（6-8項参照）のために換算が必要になる。

多くの場合，近点測定は自覚的検査と他覚的検査の結果が一致しない。一般に，近くの明視していると自覚する固視目標よりも，他覚的な網膜共役点は遠くにある。この現象は調節ラグとして古くから知られている（図5-35）。

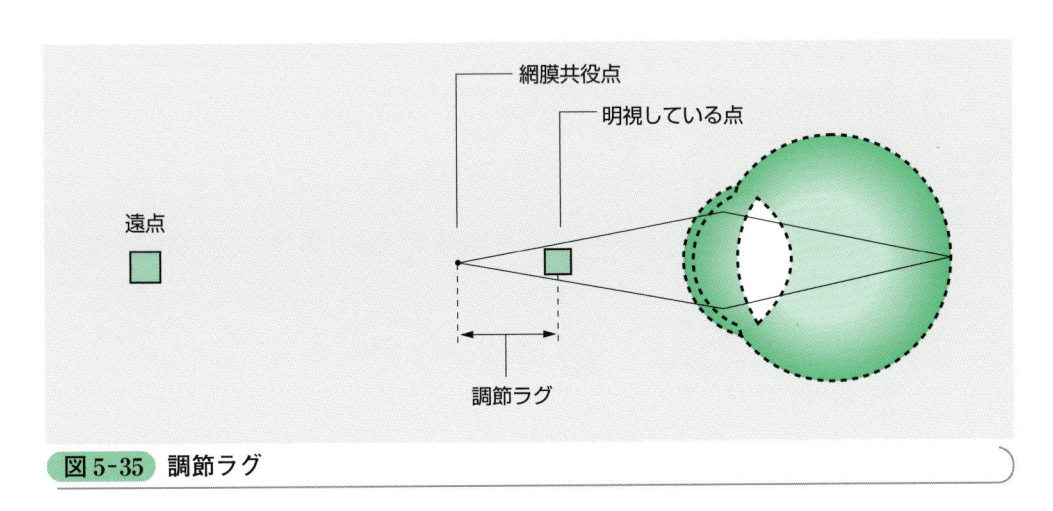

図5-35 調節ラグ

Lecture 6

めがねの光学

はじめに

めがねの特徴は，1枚のレンズを眼前に掛けて，レンズ前面を使って，両眼で外界を見る。したがって，めがねレンズは，カメラのように，レンズを組み合わせて収差を除くなどの芸当はできない。したがって，レンズ素材と，曲面が極めて重要である。そのため設計された曲面が眼前にきちんと固定されるために枠の働きの意義は大きい。

> めがねレンズは素材と曲面がポイントとなります

Memo

1 めがねレンズ

　めがねレンズの形はメニスカス型であり，屈折率，アッベ数，比重の異なる種々のガラス，プラスチックの素材がある。屈折率が高いほど同じ屈折力のレンズならば薄く仕上がる。アッベ数は数値が大きいほど色収差が少ない。比重は小さいほどレンズは軽い（図6-1）

旧
$$v_d = \frac{n_d - 1}{n_F - n_C}$$

ここに，n_d：黄色のヘリウムd線（波長：587.56nm）の屈折率
　　　　n_F：青色の水素F線（波長：486.13nm）の屈折率
　　　　n_C：赤色の水素C線（波長：656.27nm）の屈折率

通常「d線によるアッベ数」という。

新
$$v_e = \frac{n_e - 1}{n_{F'} - n_{C'}}$$

ここに，n_e：緑色の水銀e線（波長：546.07nm）の屈折率
　　　　$n_{F'}$：青色のカドニウムF'線（波長：479.99nm）の屈折率
　　　　$n_{C'}$：赤色のカドニウムC'線（波長：643.85nm）の屈折率

通常「e線によるアッベ数」という。

図6-1　アッベ数は物質の色収差の物差し（JIS B 7090）

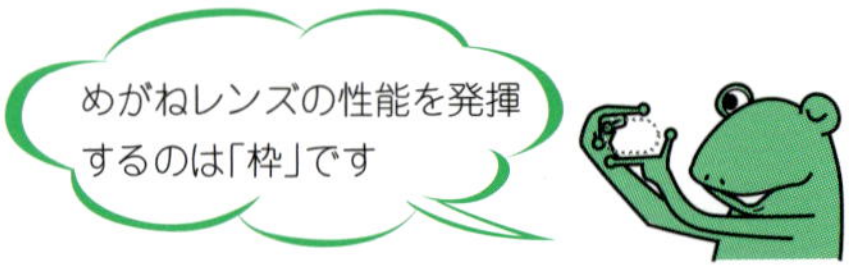

> めがねレンズの性能を発揮するのは「枠」です

遮光効果もめがねレンズの役目

　見るために必要な光は可視光線（400〜800nm）だけ。可視光線の強さは装用者が自分で判断できる。紫外線と赤外線は自分で判断できない。
　高齢化社会で個人の寿命が延びると，光線からの防御も必要になる。

2 球面レンズとトーリックレンズ

　球面レンズには，二通りの定義がある。一つの定義は，屈折異常のうち遠視と近視を矯正する球面レンズと正乱視を矯正する円柱レンズを分ける。球面レンズの面は球からなり，円柱レンズの面は円柱からなる。もう一つ他の定義は，次の項の「球面レンズと非球面レンズ」で述べられる。

　第1の定義での球面レンズと円柱レンズにおいて，この両方のレンズを合体させたレンズがトーリックレンズである。

　トーリックレンズは，球面系の屈折異常を矯正する球面レンズと，円柱面系の屈折異常（正乱視）を矯正する円柱レンズを1枚のレンズに仕上げたものであり，複性乱視と混合性乱視の矯正に用いられる。トーリックレンズの面をトーリック面といい，ドーナツの形を想起すればよい。面の経線のうち，その断面が円であるのを主経線といい，2経線あり，互いに直交する。曲率半径の小さいほうを強主経線，大きいほうを弱主経線という。

　二つの主経線の曲率半径が同じであれば球面であり，一方の主経線の曲率半径が無限大ならば円柱レンズである（図6-2）。

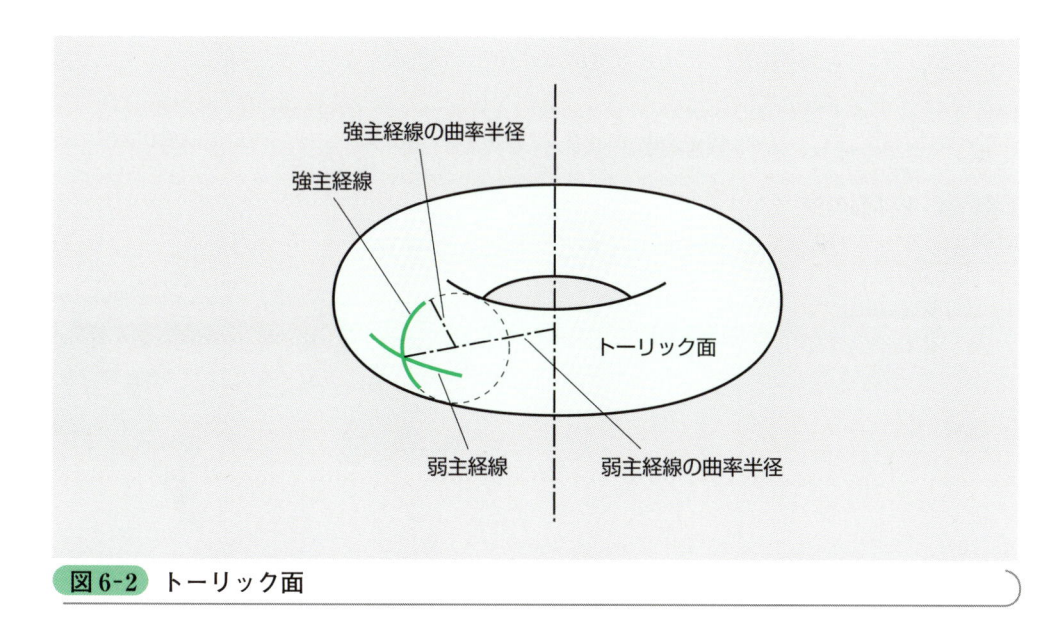

図6-2　トーリック面

3 球面レンズと非球面レンズ

　ここでいう球面レンズとは，レンズ曲面に球面（トーリック面を含めて）を採用したものをいい，非球面レンズとは，レンズ曲面に楕円や双曲線や放物線などの面を採用したものをいう。球以外の曲面だからといって，でたらめに規則性なしにとの意味ではない。数式で表せる，球面以外の曲面をいう。採用されるこれらの非球面は，光軸付近では，ほぼ球面に等しく，光軸から離れるに従いそれぞれ独自の曲面を描く（図6-3）。

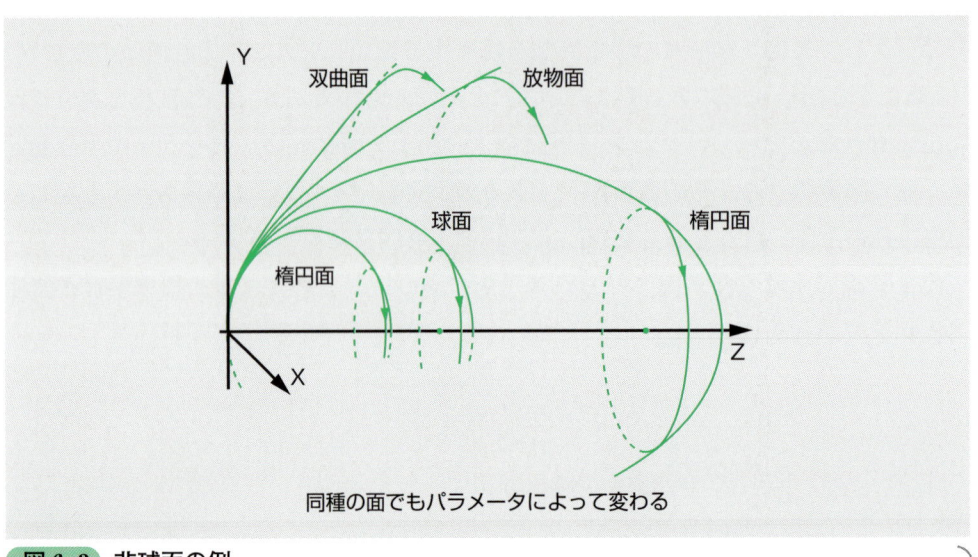

図6-3 非球面の例

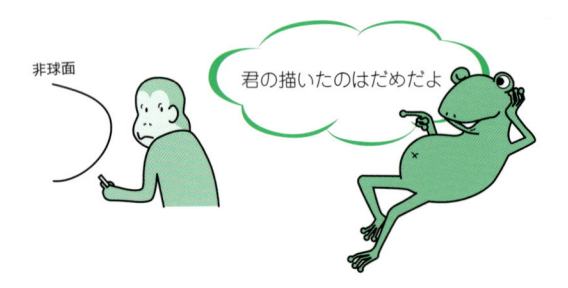

4 単焦点レンズと多焦点レンズ

　単焦点レンズとは，世間一般に流布している普通のレンズをいい，一つのレンズに前側（物側焦点），後側（像側焦点）にそれぞれ1個の固有の焦点をもつ。これに対し，多焦点レンズとは，1枚のレンズに複数の焦点をもつ。二つの焦点をもつのを二重焦点レンズ，三つの焦点をもつのを三重焦点レンズ，二つの焦点間を連続した焦点で移行するのを累進レンズという。単焦点レンズは，調節能の十分ある屈折異常の矯正および老視の補正に用いられ，多焦点レンズは，調節能の減退をきたした症例に遠方近方ともに一つの眼鏡で見させる目的で使われる。

眼鏡レンズの設計

　眼鏡レンズの設計の思想は，眼球光学系の結像性能に何ら劣化をもたらすことなく，眼前の景色を明瞭に見させたいことである。ところが，個々の眼球光学系の全容の詳細を得る検査法が存在しないので，少なくとも眼球に入射する光線が収差をもたらさないような曲面を選択することが実際的な対応となる。その場合すらも，眼球光学系が回転する回旋点すら，厳密な精度では明瞭に同定されるに至っていない。

　現在，レンズに採用される曲面は，すべて円錐の断面から得られる曲面であり数学的取り扱いに習熟している。どのような曲面が個々の眼球にとって最も望ましいかは，これからの眼光学の発展に期待される。

多焦点レンズの使い方

　複数の焦点の差が少ないほうが，一般に歪みの処理も設計上楽である。中間距離（テレビ画面，商品の値札など）から手元（読書，字を書くなど）という"中近レンズ"，ちょっと遠い手元（パソコン画面）から手元という"近々レンズ"も製品化されている。職業によっては，近用を上に，遠用を下に枠入れして使用している人（知人の眼科医が診察用に）もある。

5 円柱レンズの転換

複性乱視を屈折検査するとき，球面レンズと円柱レンズが異符号のことがしばしばある。一方，めがねレンズは，一般に両者を同符号で表記したレンズでメーカーから供給される。そのため，眼鏡技術者は処方箋を読み直して発注することになる。この同符号への読み直しをレンズの転換という。あらかじめ，処方箋そのものを読み直して記載したほうが誤解を招かない。もちろん混合性乱視は異符号でかまわない（図6-4）。

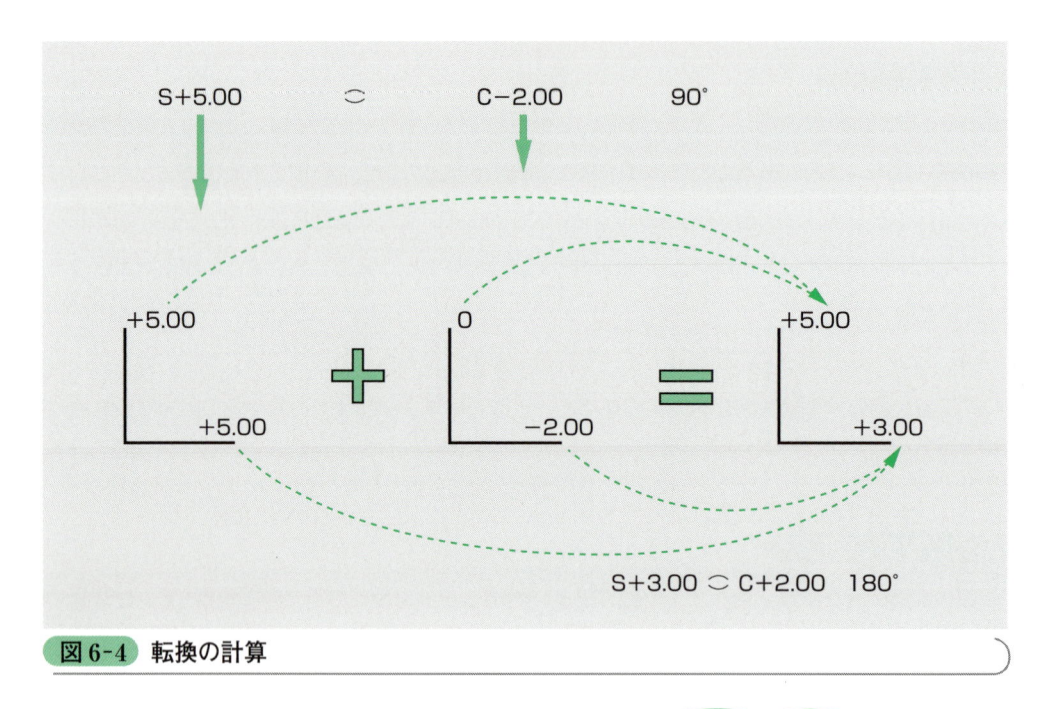

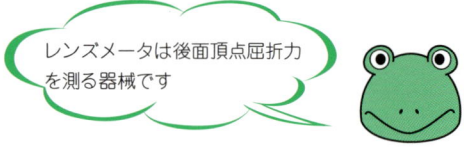

図6-4 転換の計算

レンズメータは後面頂点屈折力を測る器械です

6 枠のはたらき

　眼鏡レンズを眼球の前に固定するのが眼光学としての目的である。その一方，顔の重要なメイクポイントとなるので，装飾品としての役目も要求される。

　めがねレンズを設計するとき，どんな曲面を選ぶにしても，必ず，レンズと眼球の相対的な位置関係はあらかじめ設定される。そのうえでその相対関係がどのくらいまで崩れても誤差の範囲として許容されるかを考慮され，設計される。したがって，個々のめがねレンズにとって最良の装用条件がある。この最良の装用条件とは，レンズの設計条件通りに眼鏡を掛けることであり，その目的を達成させるのが枠の役目である（図6-5, 6）。

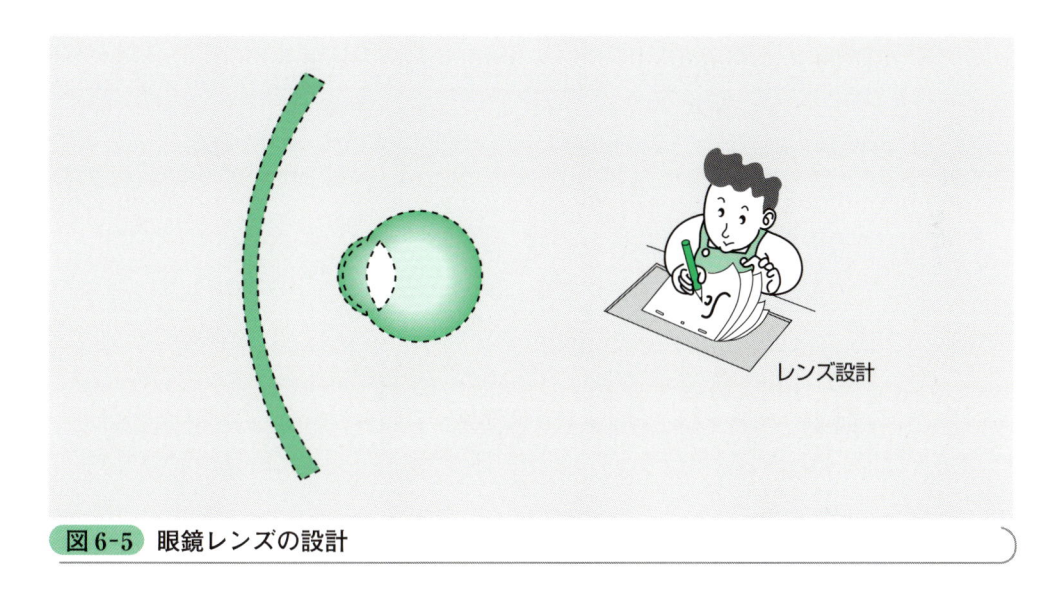

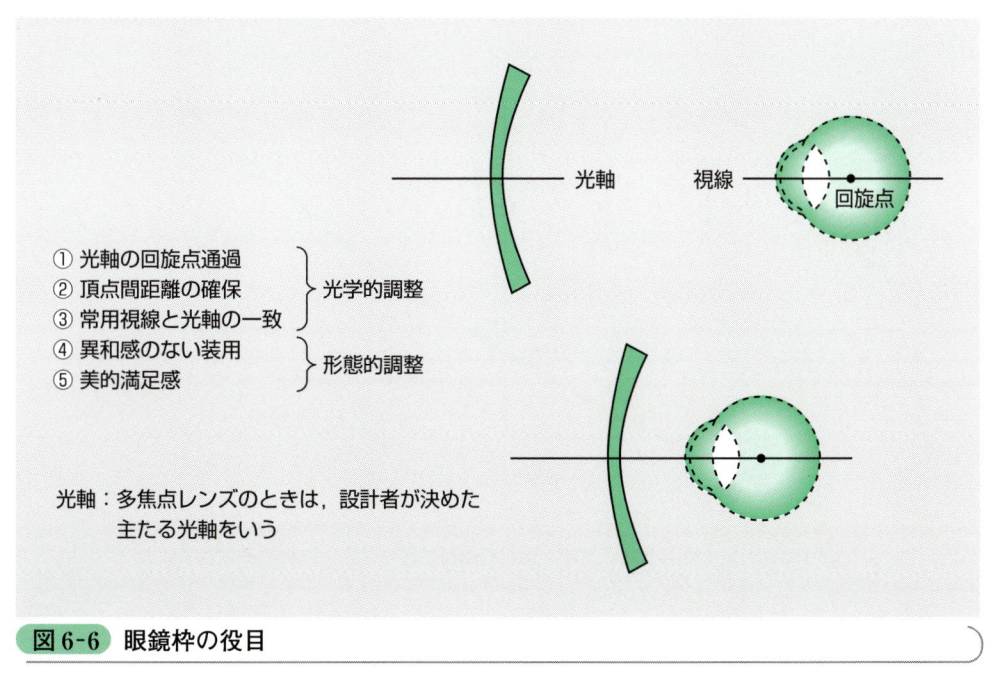

図6-5 眼鏡レンズの設計

① 光軸の回旋点通過
② 頂点間距離の確保　　　光学的調整
③ 常用視線と光軸の一致
④ 異和感のない装用　　　形態的調整
⑤ 美的満足感

光軸：多焦点レンズのときは，設計者が決めた主たる光軸をいう

図6-6 眼鏡枠の役目

7 頂点間距離

　頂点間距離とは，屈折レンズの後頂点から角膜頂点までの距離をいい，通常は12mmに設定されるが，すべての眼鏡レンズの製品がそうであるとは限らない．この距離が変わると，屈折異常の矯正効果も変わる．また，頂点間距離によって網膜像の拡大縮小が起こる（図6-7，8）．

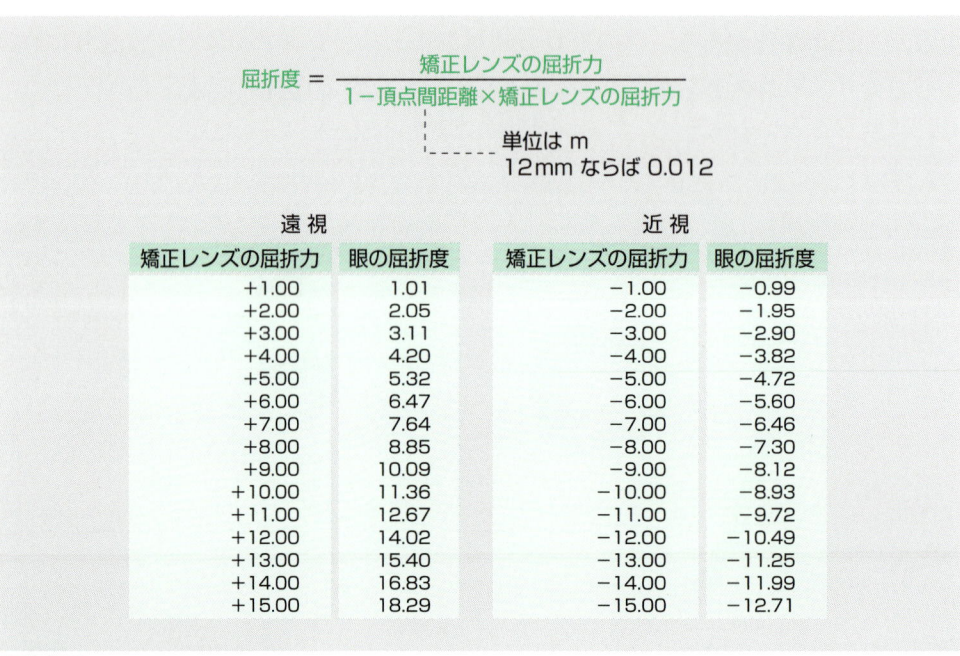

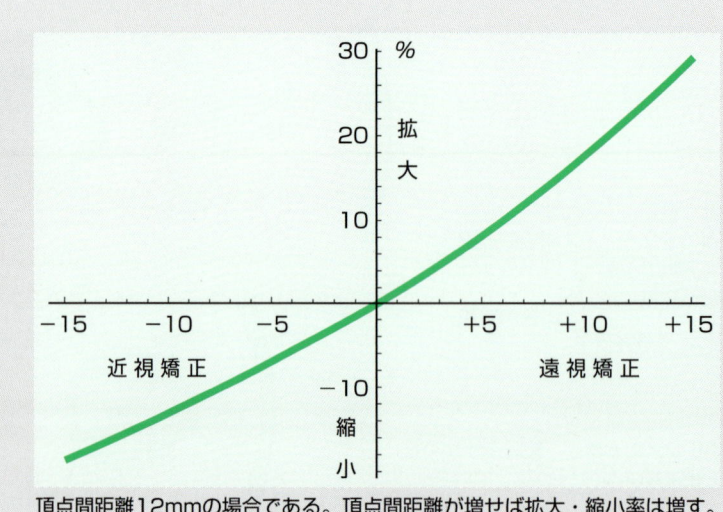

$$屈折度 = \frac{矯正レンズの屈折力}{1 - 頂点間距離 \times 矯正レンズの屈折力}$$

単位は m
12mm ならば 0.012

遠視		近視	
矯正レンズの屈折力	眼の屈折度	矯正レンズの屈折力	眼の屈折度
+1.00	1.01	−1.00	−0.99
+2.00	2.05	−2.00	−1.95
+3.00	3.11	−3.00	−2.90
+4.00	4.20	−4.00	−3.82
+5.00	5.32	−5.00	−4.72
+6.00	6.47	−6.00	−5.60
+7.00	7.64	−7.00	−6.46
+8.00	8.85	−8.00	−7.30
+9.00	10.09	−9.00	−8.12
+10.00	11.36	−10.00	−8.93
+11.00	12.67	−11.00	−9.72
+12.00	14.02	−12.00	−10.49
+13.00	15.40	−13.00	−11.25
+14.00	16.83	−14.00	−11.99
+15.00	18.29	−15.00	−12.71

図6-7 頂点間距離の補正

頂点間距離12mmの場合である．頂点間距離が増せば拡大・縮小率は増す．

図6-8 眼鏡レンズ装用による網膜像の拡大・縮小

8 Spectacle accommodation

　眼鏡調節とでも訳すべきだが，そのまま spectacle accommodation として用いられることが多い。頂点間距離に由来する現象で，眼鏡で矯正した人工的正視眼は，裸眼（コンタクトレンズ装用眼，角膜屈折矯正手術眼も含む）の正視眼に比べて，遠視矯正眼は少し近点が遠くなり，近視矯正眼は少し近点が近くなる。

　調節性内斜視を矯正するとき役に立つときがある。眼鏡レンズで遠視を矯正してわずかの内斜視が残る場合，コンタクトレンズで矯正すると，内斜視が消失することがある。逆に，中年の近視の眼鏡装用者がコンタクトレンズ装用や角膜前面の屈折手術に変更すると，それまで気にならなかった近見障害が発現することがある。

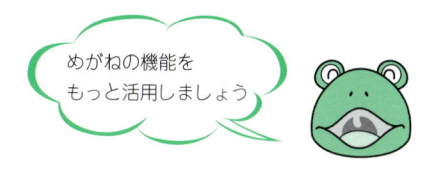

めがねの機能を
もっと活用しましょう

めがねレンズの特徴

　見る物の大きさ（網膜像の拡大・縮小），手元の見やすさ（spectacle accommodation），斜位の減少（プリズム効果），視野の拡大縮小，いろいろの機能のコントロール（頂点間距離）などなど，めがねレンズの特徴をフルに活用すると，調節，輻湊，両眼視機能などの臨床に役立つ。

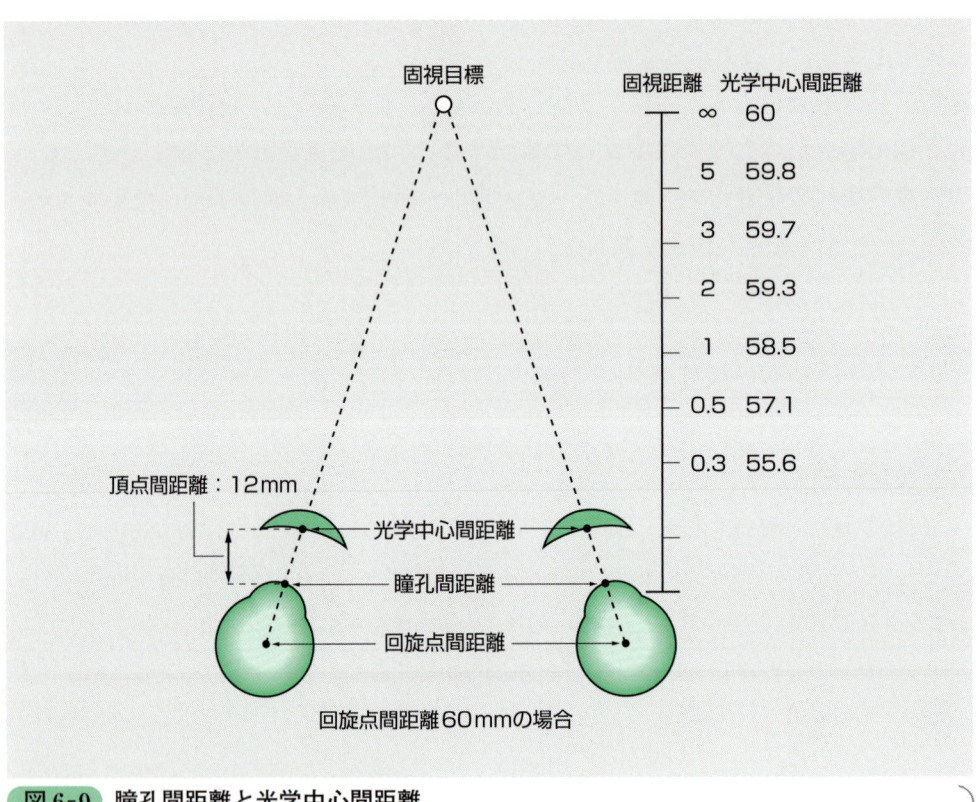

9 瞳孔間距離と光学中心間距離

　これらは，眼鏡調整に必要な数値であるが，瞳孔間距離は，固視目標の距離によって変わり，光学中心間距離は更に，頂点間距離によって変わる（図6-9，10）。

固視距離	光学中心間距離
∞	60
5	59.8
3	59.7
2	59.3
1	58.5
0.5	57.1
0.3	55.6

頂点間距離：12mm
光学中心間距離
瞳孔間距離
回旋点間距離
回旋点間距離60mmの場合

図6-9　瞳孔間距離と光学中心間距離

Memo

9. 瞳孔間距離と光学中心間距離　79

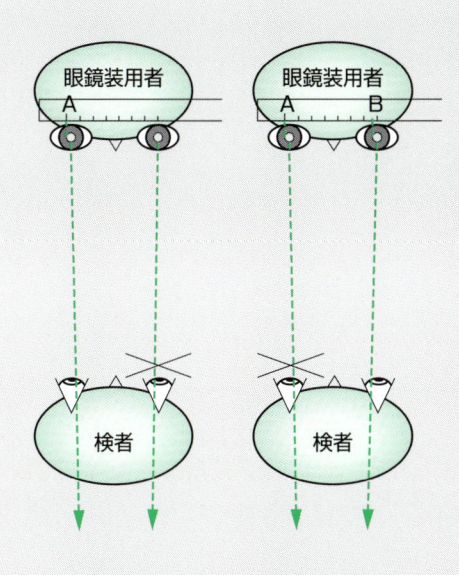

a. 遠方視計測法（その1）
　眼鏡装用者が検者の頭越しに遠方（処方で決める距離）を固視。瞳孔縁の端から端まで計測（以下同じ）。指定の遠方が無限遠のときは0.2〜0.3mmの誤差がでる。

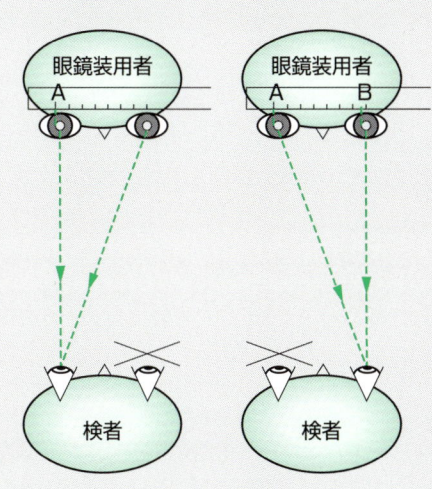

b. 遠方視計測法（その2）
　眼鏡装用者が検者が同じ目の高さで対面する。検者が片目ずつ遮閉し，眼鏡装用者が検者の炯眼嗣てい開眼している角膜を固視。眼鏡装用者と検者の回旋点間距離の差は測定誤差となる。

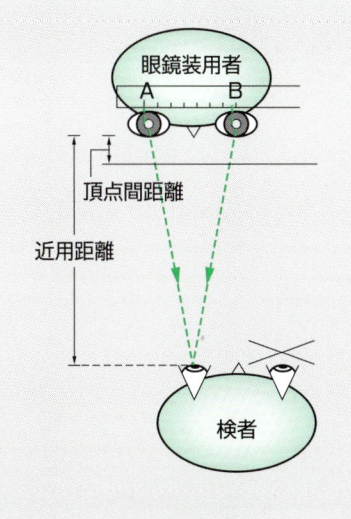

c. 近方視計測法
　眼鏡装用者は，指定処方の頂点間距離でレンズを装用。検者は処方で決める距離に，自分の目を固定物としておく。眼鏡装用者が，検者の目を固視している間に，検者は計測する。

図6-10　光学中心間距離計測法

Lecture 7

コンタクトレンズの光学

はじめに

レンズが角膜表面に密着しているのが特徴である。角膜，涙液とコンタクトレンズ素材との屈折率差が少ないので，大まかには，新たな角膜前面をつくり出すことになる。生理学的には三つの代謝路，すなわち房水から，涙液から，輪部血管係蹄網からのうち，ハードコンタクトレンズでは涙液からの，ソフトコンタクトレンズでは涙液からと輪部血管係蹄網からのルートに影響を与える。パワー（P：後頂点屈折力），サイズ（S：レンズの直径），ベースカーブ（B.C.：内面中央の曲率半径），厚み（t：中央の厚み）で個々のレンズが決まる。

> コンタクトレンズは新たな角膜前面ともいえます

Memo

1 ハードコンタクトレンズの光学

レンズ後面と角膜前面で作られる涙液レンズとを2枚重ねた後頂点屈折力が矯正効果を表す。涙液レンズは角膜前面に由来する角膜乱視をかなり有効に矯正する。

レンズは，角膜中央に固定しているのでなく，瞬目に応じて，角膜上で図のような運動を反復し，角膜上を動く。

一般にハードコンタクトレンズは，サイズを大きくするか，カーブを小さくすれば角膜上の動きは少なくなり角膜上の安定はよくなるが，涙の交換を通じての代謝（酸素の取り込み，代謝産物の排出）が悪くなる。逆にサイズを小さくするか，カーブを大きくすれば角膜上の動きは大きくなり角膜上の安定性が劣るが，代謝はよくなる。

涙液レンズは，ベースカーブが変わると，装用状態の屈折力を変える。大まかに，曲率半径が0.05mm大きくなれば−0.25Dの，小さくなれば＋0.25Dの効果を生じる（図7-1～4）。

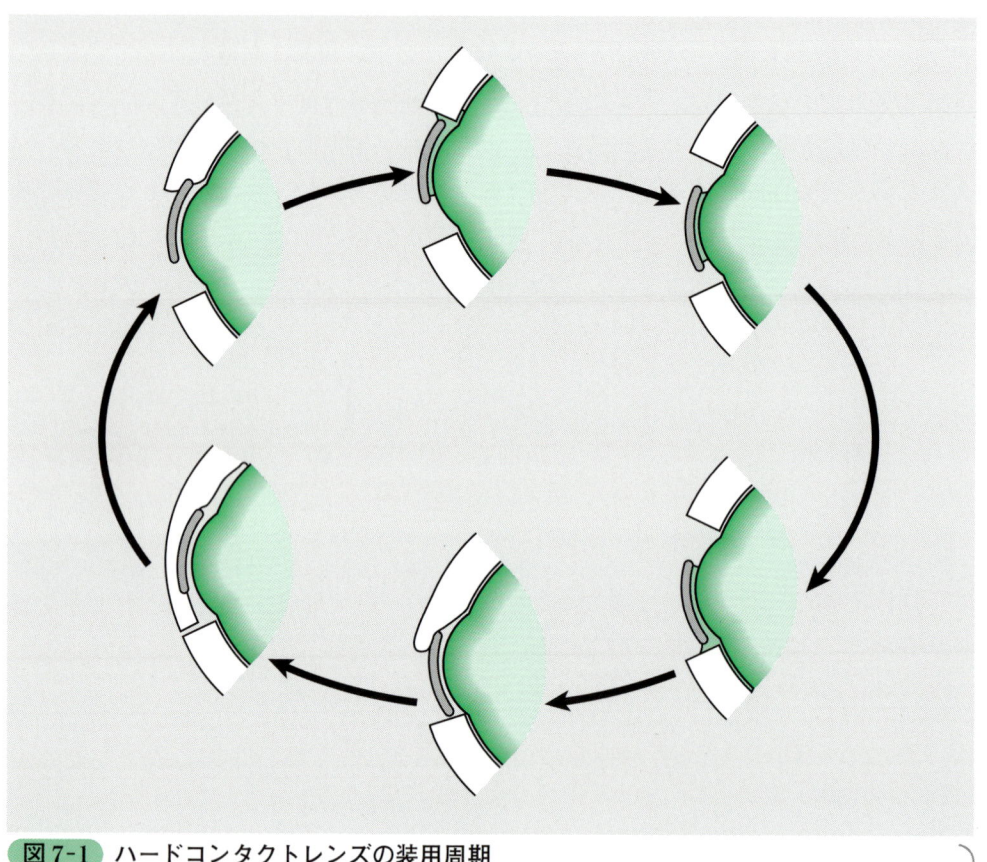

図7-1 ハードコンタクトレンズの装用周期

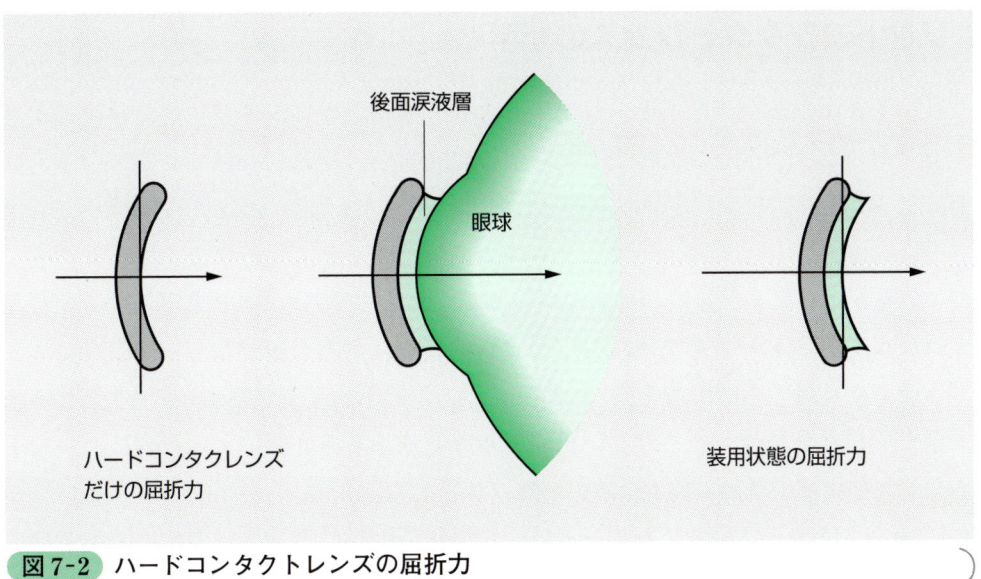

1. ハードコンタクトレンズの光学　**83**

後面涙液層

眼球

ハードコンタクレンズ
だけの屈折力

装用状態の屈折力

図 7-2　ハードコンタクトレンズの屈折力

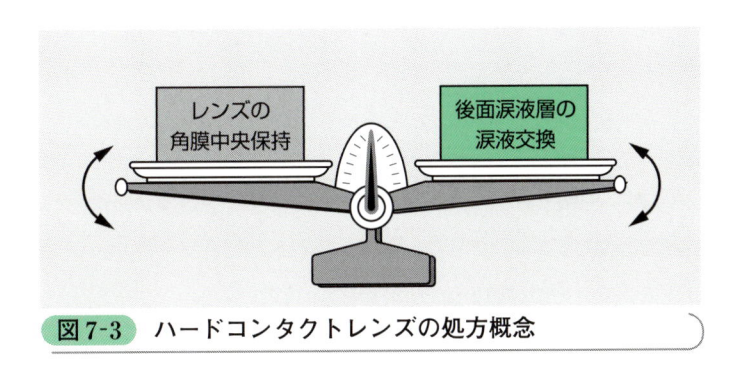

レンズの
角膜中央保持

後面涙液層の
涙液交換

図 7-3　ハードコンタクトレンズの処方概念

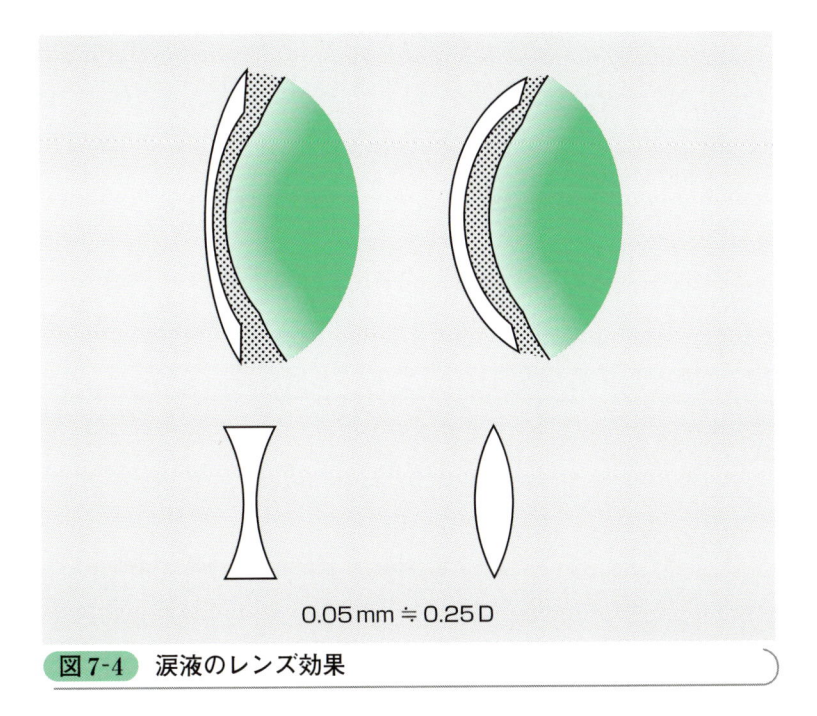

0.05 mm ≒ 0.25 D

図 7-4　涙液のレンズ効果

2 ソフトコンタクトレンズの光学

　ソフトコンタクトレンズはハードコンタクトレンズと異なり，サイズが角膜直径よりも大きい。ソフトコンタクトレンズ後面が角膜前面に密着し，それにつれてレンズ前面も変形することになる。この変形がある範囲内であればよいが大きくなると矯正視力が落ちる。

　ハードコンタクトレンズは，角膜よりも硬い素材で作られているので，コンタクトレンズの前面の形状がそのまま，角膜の前面に代わって，眼球透光体の第1面を形成する。装用状態の良い球面コンタクトレンズでは，臨床の屈折検査で，角膜前面で起こる角膜乱視の大部分を消滅させ，かつ軸上の分解能を向上（網膜上の拡大縮小効果を割り引いても）させる。しかし，通常の屈折検査では評価されない角膜周辺部を通過する光線による視覚は，ハードコンタクトレンズ中央部の球面以外の部分の形状に依存する。

　これに対し，ソフトコンタクトレンズは，装用状態の良い場合は，個々の装用者の角膜前面の曲面に沿いながら，軸上の屈折異常のみを矯正し，個々の軸上以外の角膜形状を温存するという理想に近い装用ができることになる。そのようにならない場合は，面精度が悪くなる。

> **円錐角膜の臨床**
>
> 　円錐角膜の患者さんは，生涯，良い視力を得るためにコンタクトレンズと付合う。軽度の間も，角膜移植後も，より良い視力にはコンタクトレンズが必要である。コンタクトレンズの前面が，光学的に不整な角膜前面（円錐角膜，角膜移植術後）を代償してくれる。

3 トーリックコンタクトレンズの光学

　乱視を矯正するために考案された。一般に普通のコンタクトレンズは球面であり，瞬目に応じて回転する。この回転を乱視矯正用レンズでは止めなければならない。そのため以下のような工夫がされ，一つまたは二つ以上の方法が組み合わされて製品がつくられている。

- ❶ レンズにプリズムを重り替わりにつける。———**プリズムバラスト**（prism ballast）
- ❷ レンズの上部にプリズムを導入して軽くする———**スラブオフ加工**
- ❸ レンズ後面をトーリック面にする（角膜前面がトーリック面でない眼には使えない）。
- ❹ レンズ下部を切り取り，その下部を下眼瞼と平行にする。**トランケイション**（truncation）

　乱視を矯正する円柱レンズ効果は前面をトーリック面にすることで得る。レンズが回転したときには乱視矯正効果は減じ，新たに乱視軸の異なる医原性乱視を発生させることになる。グラフ上で，円柱レンズ屈折力のベクトルの角度が，2倍にとられるのは，経線上の有効屈折力が，経線角度の2倍を含む式になるからである（図7-5）。

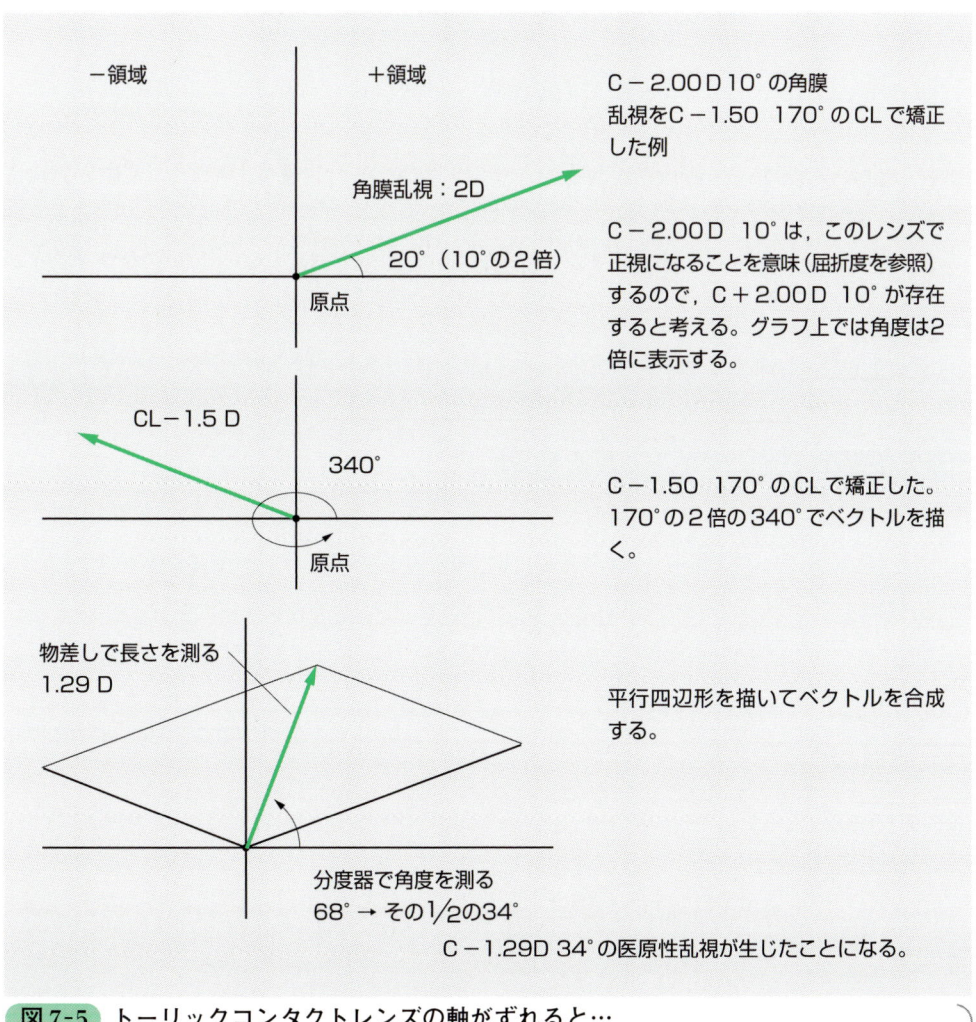

図7-5 トーリックコンタクトレンズの軸がずれると…

角膜乱視を算出するときに，ケラトメータ，トポグラフィーのある機種は，角膜の曲面を表示するのに角膜屈折力と称して，屈折率1.3375を用いた面屈折力をわざわざ計算して表示しているものがある。これはかって普及したケラトメータの名残であり，実際の角膜前面の面屈折力とは5Dくらい異なる。ケラトメータが開発された当時（1854，Helmholtz），乱視は角膜に由来するとしてオフサルモメータと名づけられ，測定結果を眼鏡に利用するのに頂点間距離補正の手間を省くために，1.3375の屈折率による面屈折力が目盛られたのではないかと推察される。1.332を採用した機種（Littman型）もあった（**表7-1**）。

表7-1　面屈折力

角膜の屈折率	面屈折力	
	1.376	1.3375
角膜前面の曲率半径		
7	53.71	48.21
7.5	50.13	45.00
8	47.00	42.19
8.5	44.24	39.17

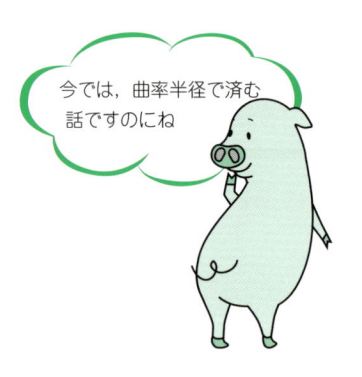

今では，曲率半径で済む話ですのにね

ライフスタイルの多様性と視覚の生涯設計

　トーリックコンタクトレンズ，老視用コンタクトレンズは，コンタクトレンズ愛用者に朗報であった。モノヴィジョン（一眼を遠用，他眼を近用という矯正法）の発想も両眼視機能不全をきたしている症例に有効な方法である。高齢化社会になって，個人のライフスタイルは多様になってきた。しかし，当分の間の医科学の進歩では，いかに健常に加齢しても，オートフォーカス機能低下（調節能減退），白内障発症（加齢性）は避けられない。

4 老視用コンタクトレンズの光学

　眼球光学系の絞りである瞳孔を，遠見用の光学系と近見用の光学系とが代わる代わる占める交代視型（眼鏡の多焦点レンズはこれである）と，遠見用の光学系と近見用の光学系の二つが同時に占める同時視型（眼内レンズの多焦点レンズはこれである）がある。

交代視視覚と同時視視覚

　眼内レンズ（IOL）の登場から，交代視視覚レンズと同時視（注：斜視・弱視の領域で使う同じ用語とは意味が少し違う）視覚レンズの概念が普及し，その後，老視用コンタクトレンズにも広まってきた。交代視視覚レンズは，眼鏡レンズの多焦点レンズと同じである。瞳孔を通る入射光線が，レンズの遠用部分だけを，あるいは，近用部分だけを通る。これに対し，同時視視覚レンズは，瞳孔を通る入射光線が，レンズの遠用部分と近用部分を同時に通る。

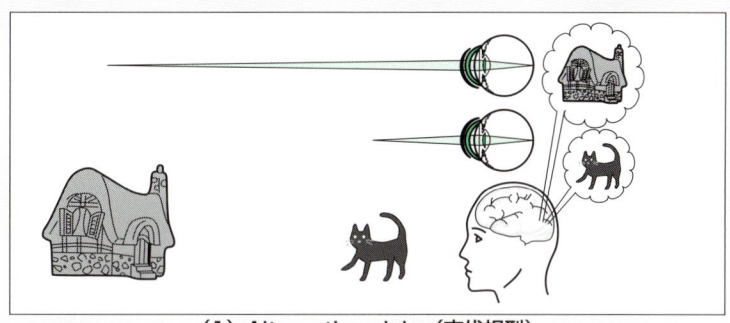

(1) Alternative vision（交代視型）

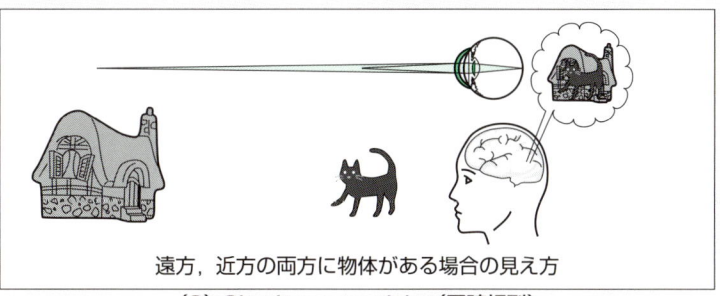

遠方，近方の両方に物体がある場合の見え方
(2) Simultaneous vision（同時視型）

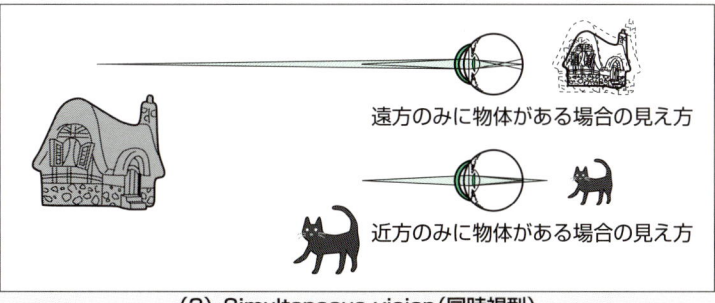

遠方のみに物体がある場合の見え方

近方のみに物体がある場合の見え方
(3) Simultaneous vision（同時視型）

5 オルソケラトロジー

　ハードコンタクトレンズを装用した後ではずすと，視力障害が2～30分続くことがありスペクタクルブラーspecutacle blurといわれ，やがてそれが装用中に変わった角膜の曲面が元に復する過程と理解されるようになった。1964年頃から，この現象を利用して近視の軽減を図る目的で角膜よりも曲率半径の大きいコンタクトレンズを装用させる近視治療法が生まれorthokeratologyと称された。やがて廃れたが，最近，ガス透過性ハードコンタクトレンズ素材の登場によって再登場してきた療法である。夜間睡眠中にハードコンタクトレンズを装用し，起床時にはずし，昼間の活動中は近視が軽減状態にある。ハードコンタクトレンズは，順次，曲率半径を大きくしてゆくが，コンタクトレンズをはずしてから，角膜が結像可能な曲面に回復するまでに時間を要する場合や，患者が急に深夜まで仕事を行うなどすると近視状態に復したりすることがある。しかし最も懸念されるのは，角膜内皮に障害を残さないかということであろう。

眼球の成長

　生後18mmの眼球径は，3歳で23mmになり，13～14歳で成人なみの24mmになる。
　成人になってからも，角膜の曲面は，10年単位で観測すると60歳を過ぎても変化している。

Memo

Lecture 8

屈折矯正手術の光学

はじめに

屈折矯正手術は、眼球光学系に解剖学的侵襲を加えて、屈折力を変える。侵襲を加える場は、現在の手技では、角膜、前房（房水）水晶体である。

角膜の屈折矯正手術にはRK, AK, PRK, LASIK, LASEK, その他がある。角膜は眼球屈折力の約2/3を占めるので矯正効果は大きい。

水晶体の屈折矯正手術は、眼科学での歴史は古く、混濁した白内障の治療として行われている。水晶体は、現時点では部分的に切除できず、眼球屈折力の約1/3の全除去になる。その除去した跡に眼内レンズ（IOL）を挿入する。

水晶体をそのままにして、眼内レンズを水晶体の前に挿入するphakic IOL（有水晶体眼眼内レンズ）は眼球光学系の組織としては、房水になる。

網膜剥離手術の一方法としての強膜を短縮する術式（バックリング、輪状締結など）は、屈折に変化を与える。

屈折矯正手術の評価

屈折矯正手術は、手術効果、術後の光学的変化、組織への侵襲効果を評価しなければならない。

> 角膜の屈折力を変える方法には多くの方法が考えられます

1 RK（radial keratotomy：角膜放射状切開術）

角膜の中央を残して，8～4本の放射状切開を入れる．切開面の底は薄くなり眼圧によって膨隆し，その結果として角膜中央が扁平化する．切開線の深さと長さと数，眼圧，瘢痕形成によって効果が決まる．切開線の数が多く，それが中央に寄るほど，また深いほど効果が大きいが，効果を定量的に計算できないので，経験に基づくノモグラムを作成し，それによって矯正量が決められる（図8-1）．

角膜中央部の球面部分の扁平化だけを意図している．角膜中央部以外には線状の瘢痕形成を含め光学性能への劣化が懸念される．

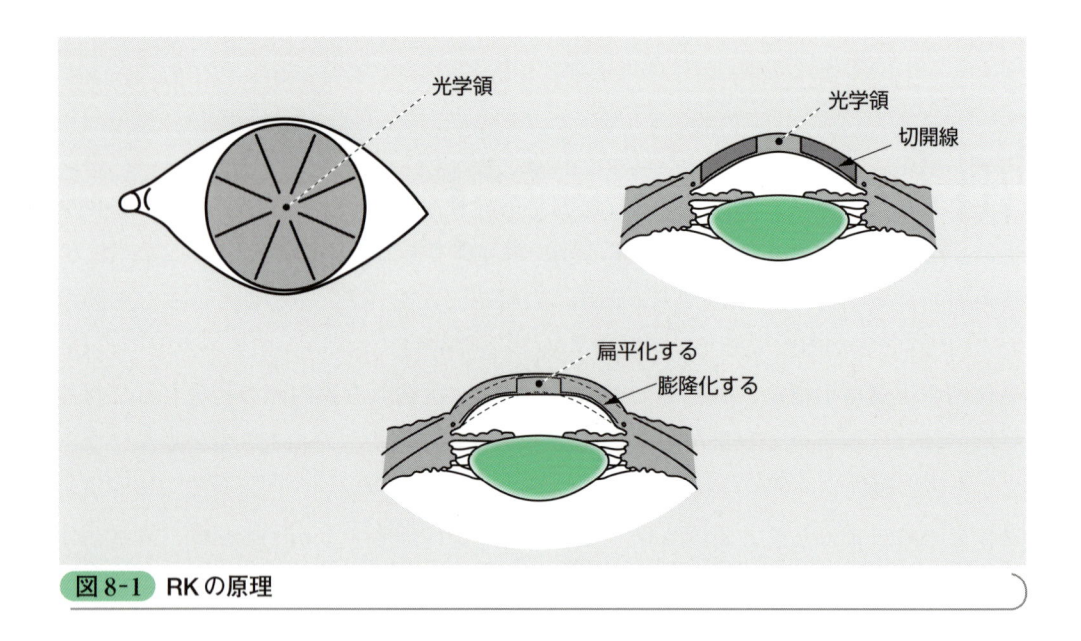

図8-1 RKの原理

レンズとしての角膜

　球面レンズであろうが，非球面レンズであろうが，レンズの中央部分は球面にほぼ等しい．角膜の光学領は，この球面にほぼ等しい領域を指す．角膜はそれ以外の部分もレンズとして有効に働いている．

2 AK（astigmatic keratotomy：乱視矯正角膜切開術）

　角膜強主経線に直角に弓型の切開を入れ，強主経線の曲率半径を大きくして乱視を軽減させる。一般的な手術手技である減張切開の応用である。これも効果を定量的に計算できないので，経験に基づくノモグラムを作成し，それによって矯正量が決められる白内障術後に，角膜乱視が顕在化した場合に用いられる（図8-2）。

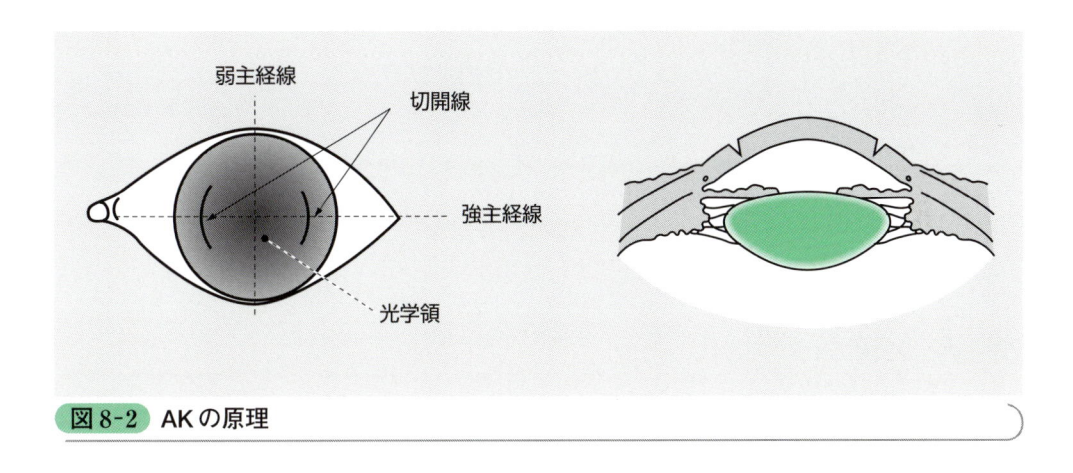

図8-2　AKの原理

組織としての角膜

　個々の眼球は，個々固有の形態を保っている。部分が変化すると，例えば角膜の厚みが変化すると，全体の形態に変化を及ぼす。全体の形態に変化を及ぼさない範囲での組織侵襲は望ましい選択である。

3 PRK (photorefractive keratectomy)

　エキシマレーザーで角膜組織を蒸散させ，角膜前面に新たな曲面を与えて，屈折異常を矯正する．眼球が，それ固有の眼圧に抗し兼ねて，角膜後面が突出してはいけないので，組織蒸散後の角膜厚が250μ必要といわれる．

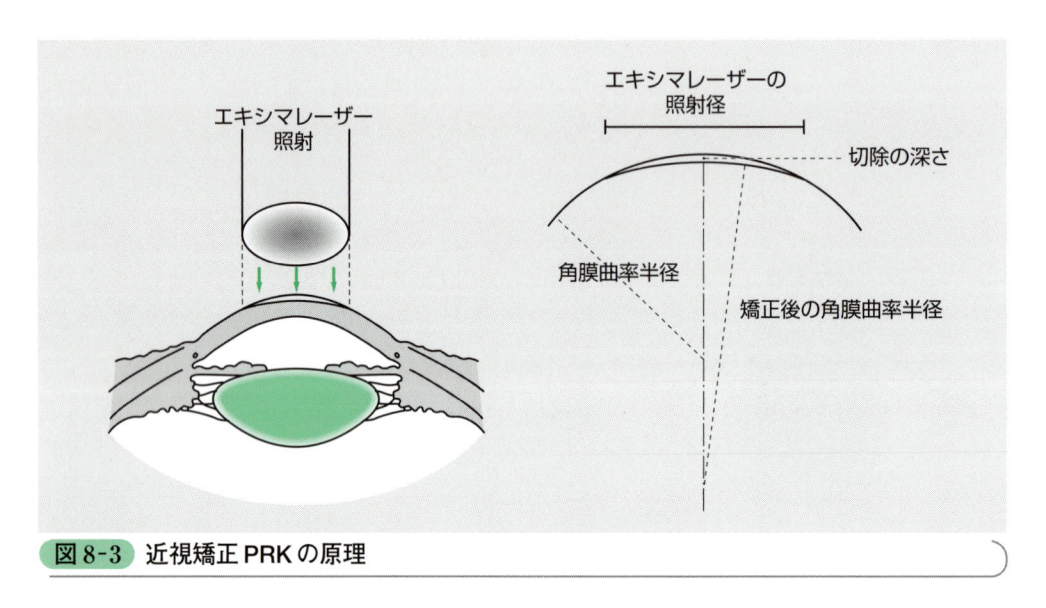

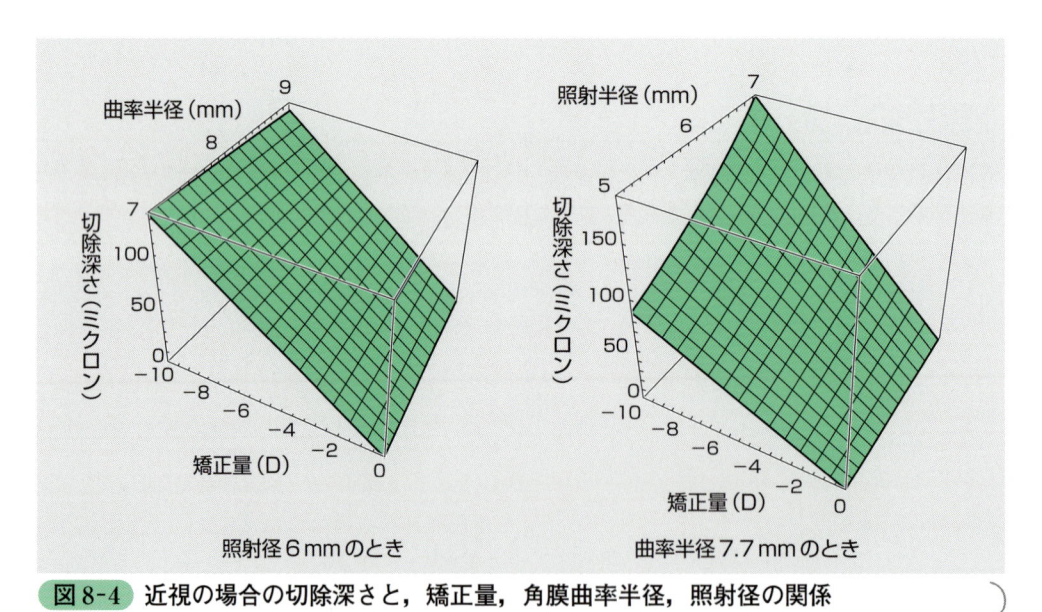

図8-3 近視矯正PRKの原理

図8-4 近視の場合の切除深さと，矯正量，角膜曲率半径，照射径の関係

3. PRK (photorefractive keratectomy)

　エキシマレーザーによる切除の深さは，矯正量，角膜曲率半径，エキシマレーザー照射径によって決まるが，矯正量と照射径が大きく寄与し，角膜曲率半径はそれらに比べれば小さい（図8-3〜6）。

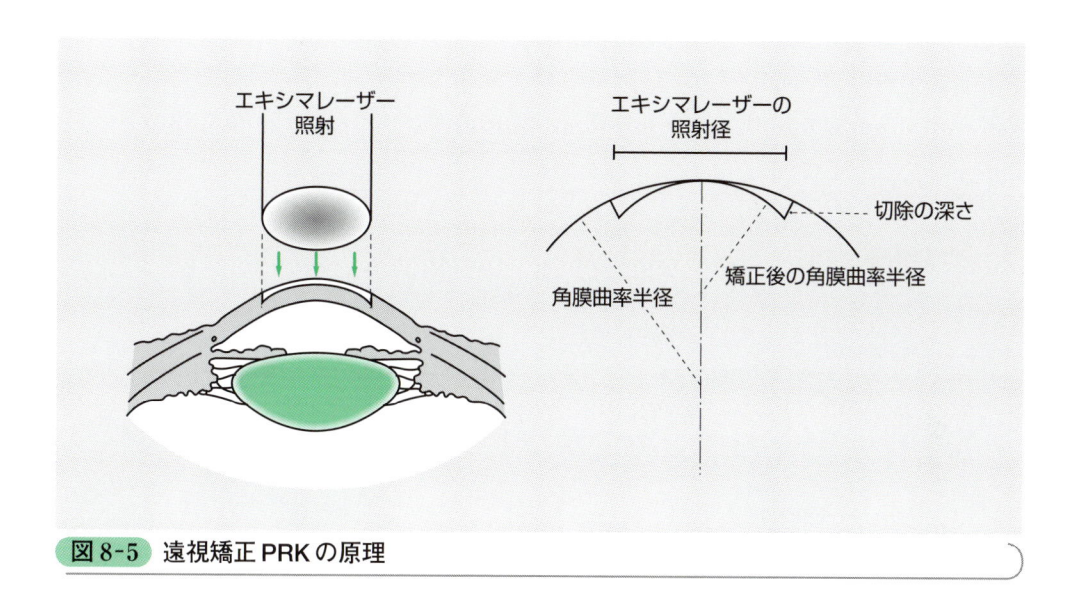

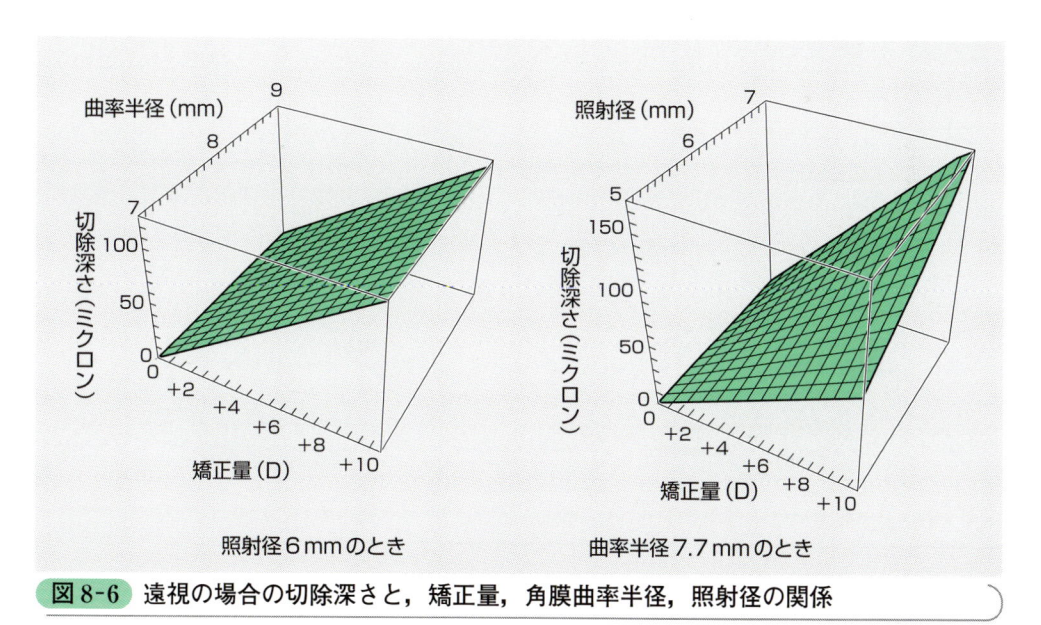

図8-5　遠視矯正 PRK の原理

図8-6　遠視の場合の切除深さと，矯正量，角膜曲率半径，照射径の関係

4 LASIK (laser in situ keratomileusis)

　前記のPRKは，角膜上皮が除去されるので，その再生までに約1週間を要し，その間痛みがある．その障害を取り除く手技としてLASIKが開発された．マイクロケラトームで角膜の表層に110～170μの弁状角膜片をつくり，角膜片をめくりあげてその底面にエキシマレーザーを照射し，任意の面を形成し，角膜片を元に戻す．マイクロケラトームの切開縁に円状の瘢痕ができ，そのために，ハロー，グレアを起こすことがある．弁状角膜片をつくるために，残存角膜厚が少なくなり，PRKよりも矯正量の適応範囲が狭くなる（図8-7，8）．

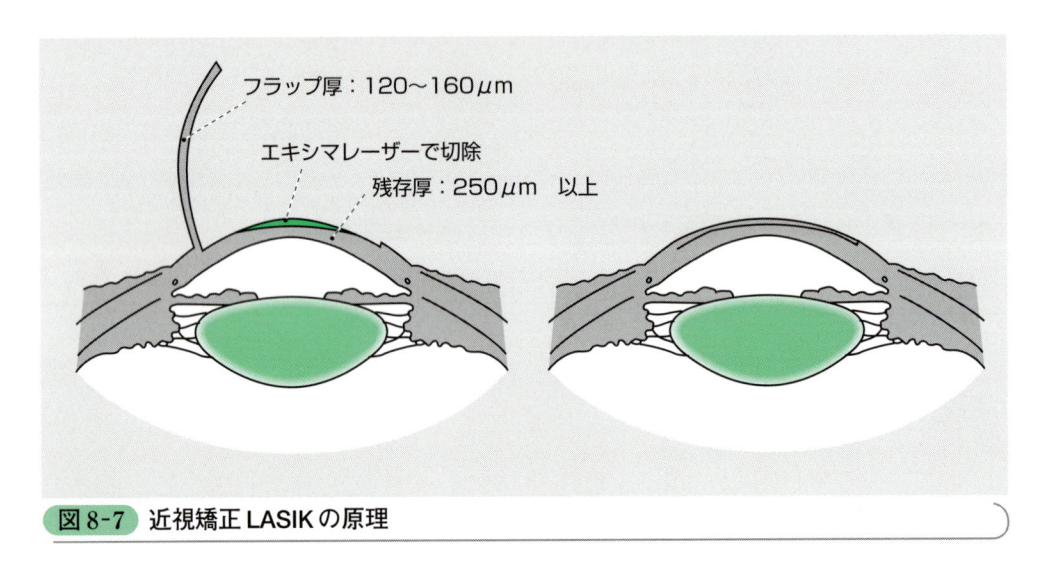

図8-7　近視矯正LASIKの原理

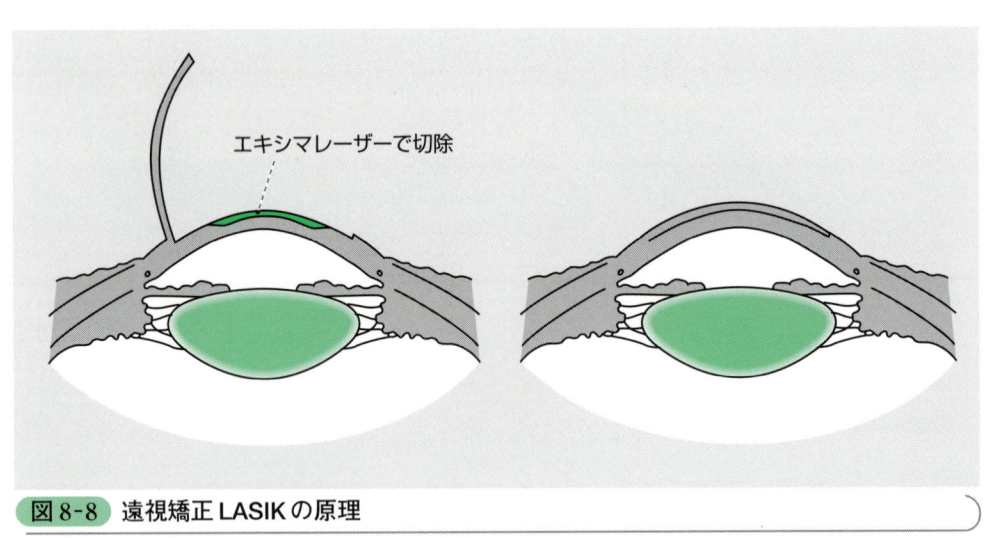

図8-8　遠視矯正LASIKの原理

5 LASEK (laser epithelial keratomileusis)

　LASIKの適応範囲を広げる目的で考案された手技である。角膜を上皮層（50μ）のみ弁状に剥離し，その底面にエキシマレーザーで任意の面を形成し，弁状上皮層を元に戻す。術後の上皮層の管理が重要である。マイクロケラトームによる円状の瘢痕がないのでハロー，グレアは少ない（図8-9, 10）。

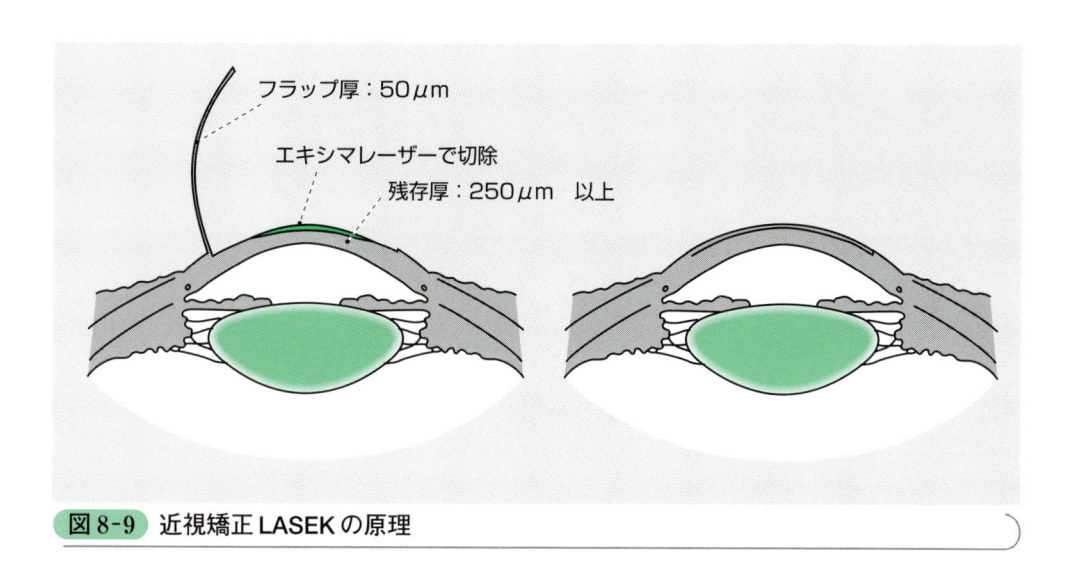

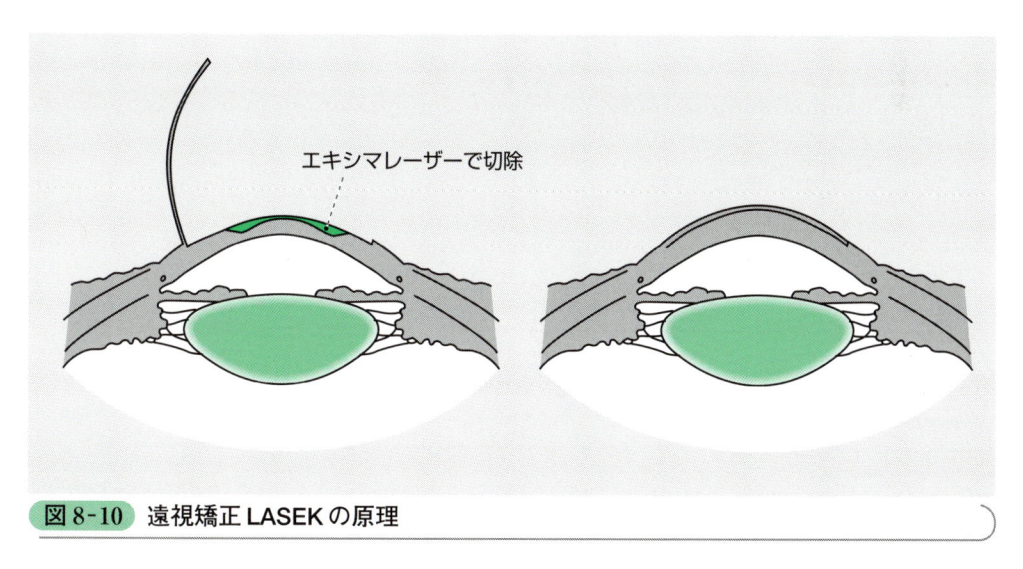

フラップ厚：50μm
エキシマレーザーで切除
残存厚：250μm 以上

図8-9 近視矯正LASEKの原理

エキシマレーザーで切除

図8-10 遠視矯正LASEKの原理

6 Phakic IOL（phakic intraocular lens）

　角膜の場での屈折矯正の限界を打破するために，水晶体の前に，眼内レンズを挿入する方法が考案された．前房支持型と後房支持型がある．その矯正精度は，IOLの製作精度と患者眼球の屈折要素の測定精度に大きく依存する（図8-11，12）．

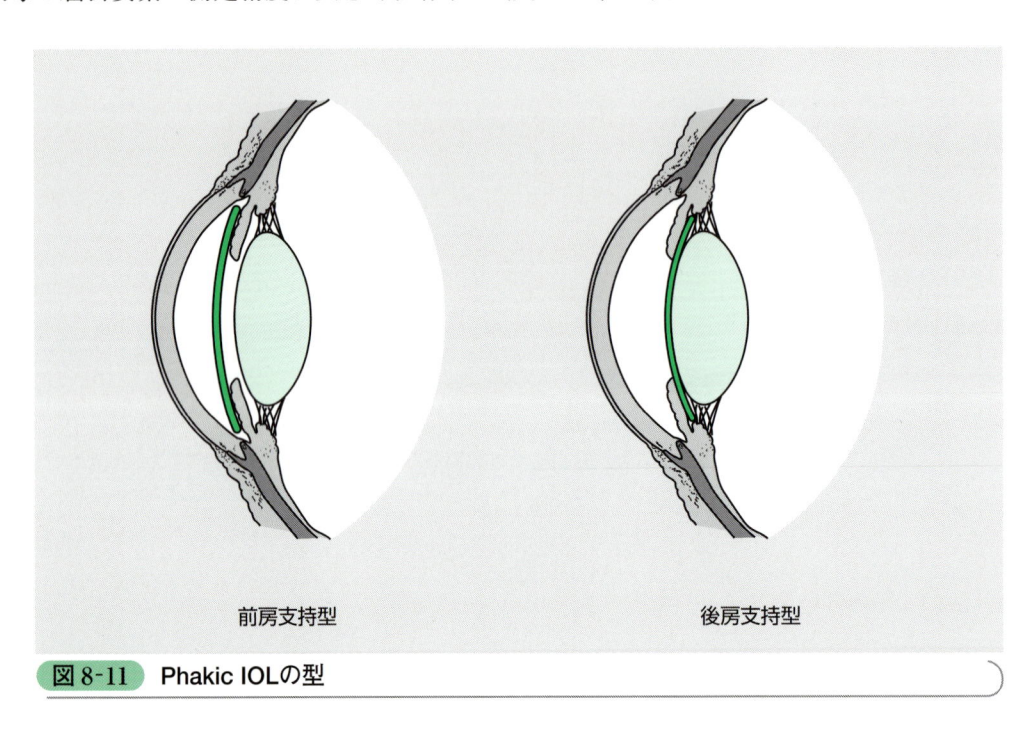

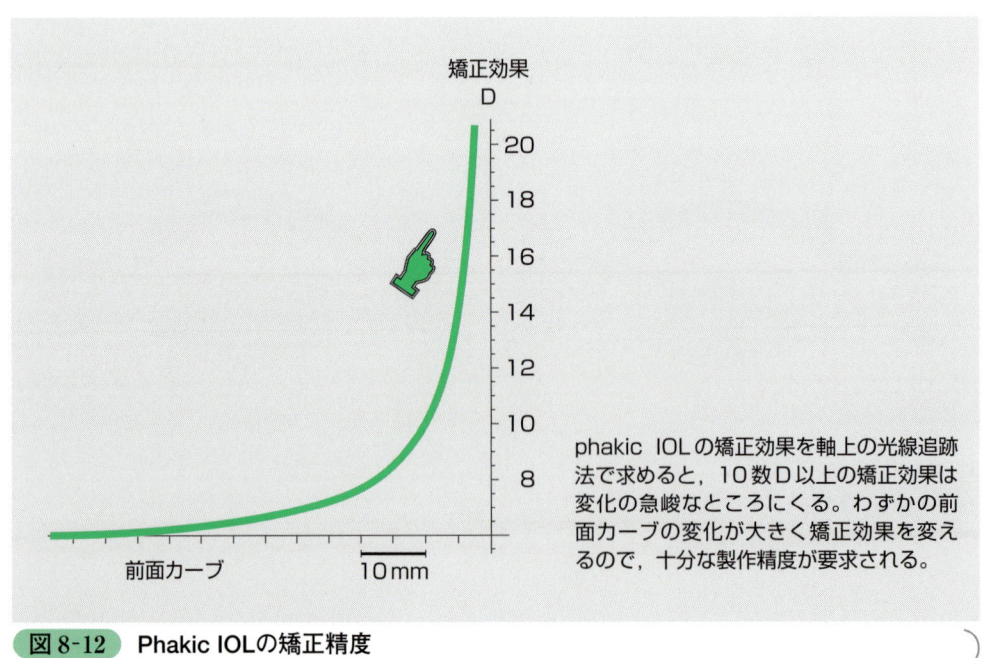

図 8-11　Phakic IOLの型

図 8-12　Phakic IOLの矯正精度

phakic IOLの矯正効果を軸上の光線追跡法で求めると，10数D以上の矯正効果は変化の急峻なところにくる．わずかの前面カーブの変化が大きく矯正効果を変えるので，十分な製作精度が要求される．

7 IOL（intraocular lens）

　白内障手術の眼内レンズ挿入は，屈折矯正手術の範疇に入る。レンズの型としては，凸平（plano-convex）型，メニスカス（meniscus）型，両凸（bi-convex）型があるが，いずれも，予定前房深度よりも，浅ければ近視側に，深ければ遠視側に寄るが，その寄り方は，軸上の光線追跡では三つの型の間に顕著な差はない（図8-13）。

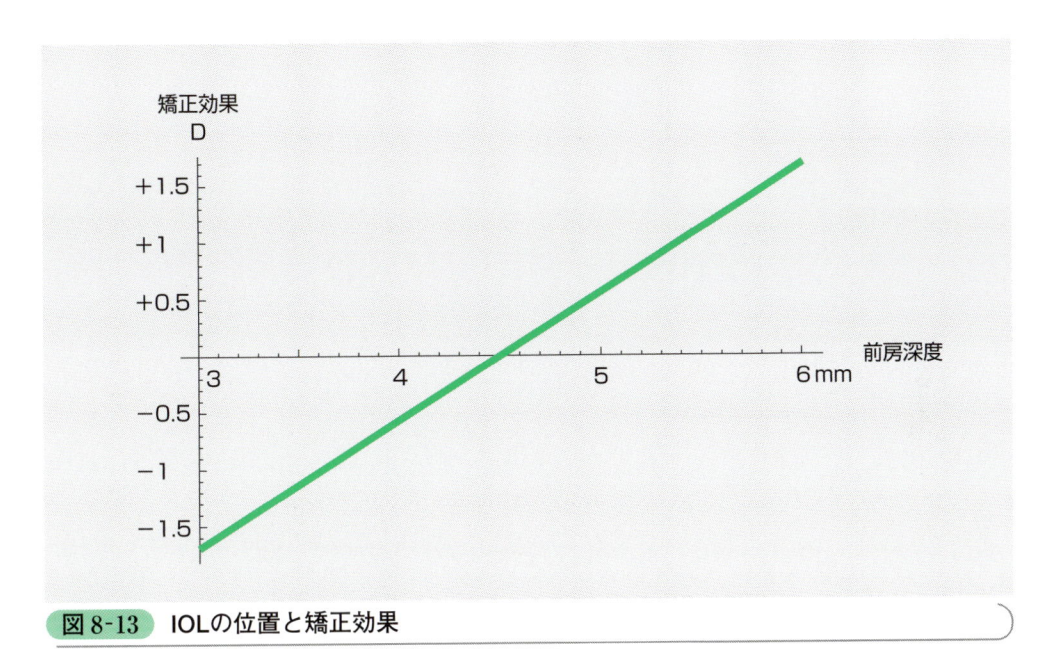

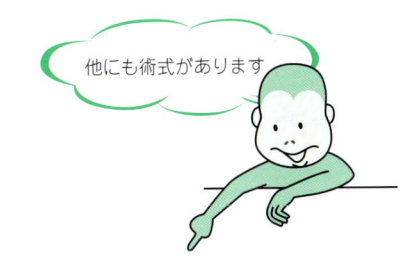

図8-13　IOLの位置と矯正効果

他にも術式があります

その他の術式

- Intrastromal corneal ring（ICR）：
  プラスチック製のリングを角膜周辺の実質内に挿入し，その内側の角膜を扁平化する。
- Intrastromal corneal レンズ：
  角膜実質内にレンズを挿入する。
- 老視矯正術：
  角膜輪部周辺の強膜にプラスチック板を挿入し調節が起こりやすいようにする。

　他にも多数の術式がある。これらの中には，将来の材料，術式の改良によって実用化される可能性のあるものもある。

Lecture 9

眼球の光学的シミュレーション

はじめに

眼球光学系の屈折要素を変えて，シミュレーションしてみると，手術や疾病の理解に面白い可能性を発見することができる。シミュレーションの眼球は，グルストランド模型眼の眼軸長を24.3854mmと延長して，正視眼としたものを使った。

> 本文は軸上の光線追跡で求めてあります

Memo

1 角膜の前面の曲率半径が変わると

これは，まさしく現在行われている，PRK，LASIK，LASEK そのものである。角膜の生理的曲面を考えると自ずと矯正限界がある（図9-1）。

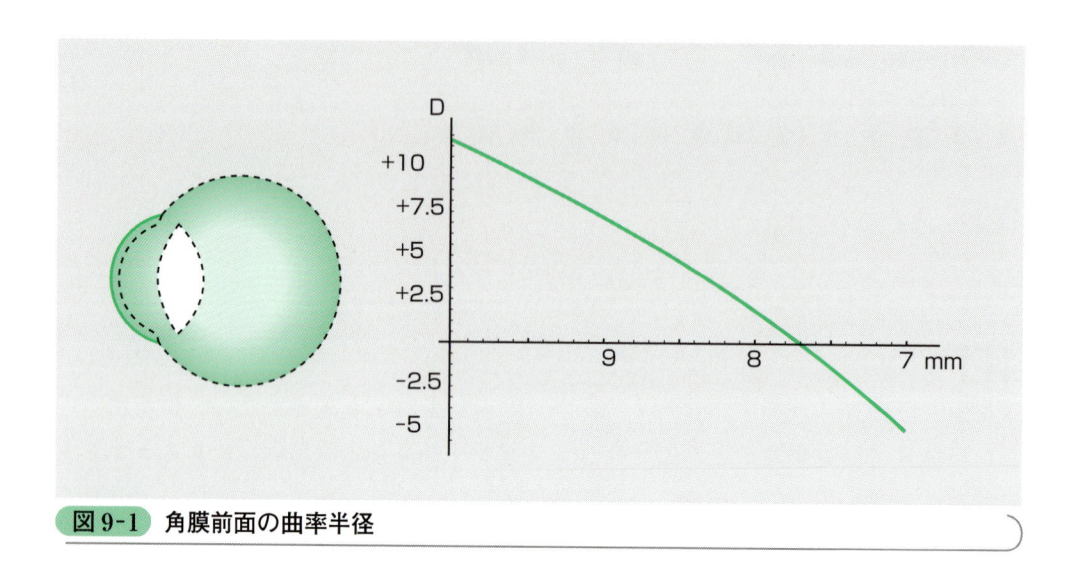

図9-1 角膜前面の曲率半径

光線追跡法

光線追跡とは，幾何光学（対象となる電磁波の波長が，分解能以下）で光の軌跡を追う方法で，眼光学（透光体から網膜上の結像まで）の結像状態や，カメラ，光学測定器の設計に有効な方法である。計算法なので，紙と鉛筆からコンピュータ利用までの，簡単なものから複雑なものまである。軸上の光線追跡法（近軸光線追跡法）と一般の光線追跡法（厳密な光線追跡法）とがある。

軸上の光線追跡法とは，屈折の法則において，$\sin \theta \fallingdotseq \theta$ と簡略化した方法であり光軸に近い領域を表現するので，コンピュータが発達した現在でも，大要を把握するのに汎用されている。それに対し，一般の光線追跡法とは，屈折の法則に省略をおかず，光線の軌跡をそのまま追跡してゆく方法である。計算はそれだけ複雑になる。

グルストランドの模型眼を例におくと，軸上の光線追跡法では，結像位置は角膜の面から 24.384mm の位置になる。一般の光線追跡法では，瞳孔の大きさの直径が 0.2mm 以下のとき結像位置は 24.384mm（1D の遠視）であるが，瞳孔の大きさが 3.3mm になると，結像位置は 24mm（正視）となる。これが屈折の法則を簡略にした結果と，法則を元のままにした結果の差である。

2 角膜の後面の曲率半径が変わると

PRK，LASIK，LASEK 施行時，残存角膜床が薄いと角膜後面が突出する可能性がある。屈折に与える影響は，曲率半径が 2mm 変化して 2D くらいである。それよりも，球面性を失って円錐状に突出し不正乱視になると深刻である（図 9-2）。

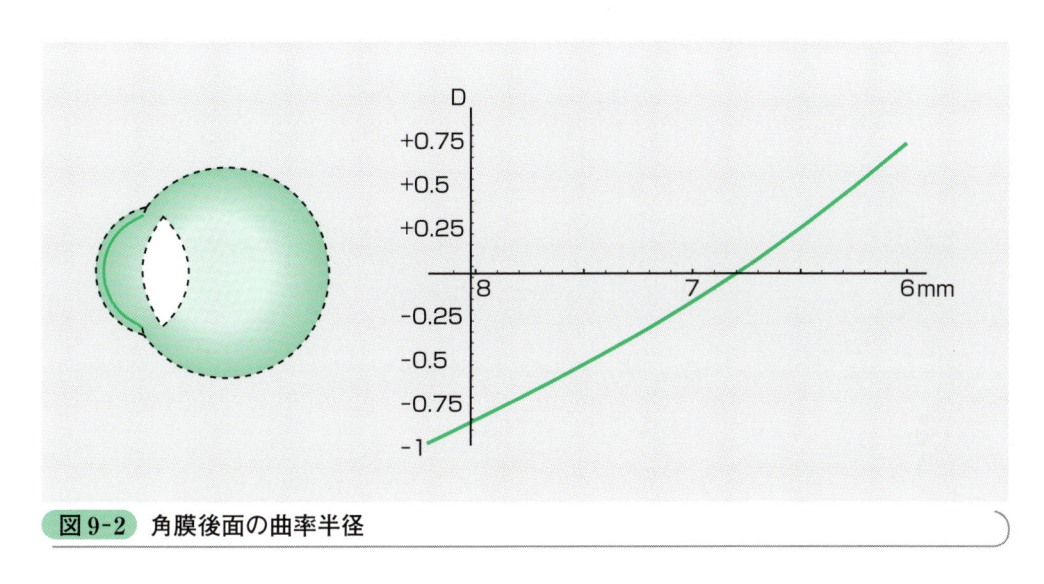

図 9-2 角膜後面の曲率半径

光線追跡と球面，非球面

球面は，レンズの面の基本である。これに対し，非球面のレンズがいろいろ登場している。工業製品となっている非球面とは，計算しやすいようになっている数式から援用している。非球面の数式は，円錐から得られる。円錐の断面から，放物面や楕円面などが得られる。これらの面を球面の代わりに，レンズに採用してあるのが非球面レンズであるが，光軸の近傍は，球面と大差がない。

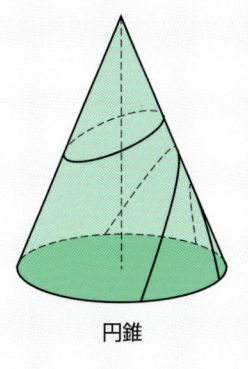

円錐

3 角膜の屈折率が変わると

　以外に思われるのが，屈折率が小さくなると，近視側に寄ることである．人工角膜を考えるとき，屈折率がそれほど大きくなくても実用に供することができることを示す．ただ，この関係は，角膜曲面が生理的な曲率をもっている場合に限られる（図9-3）．

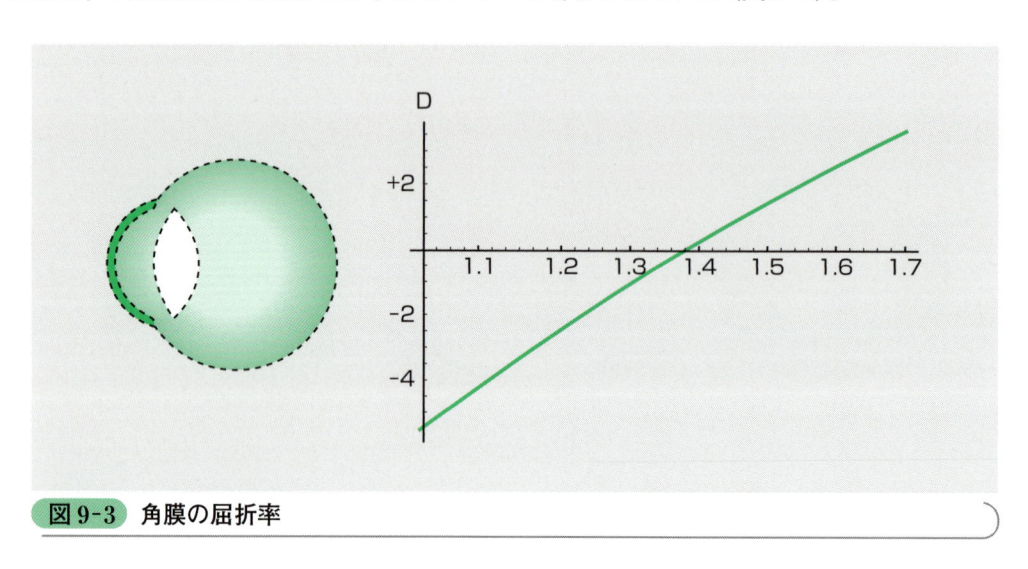

図9-3 角膜の屈折率

眼球光学系の共軸性と非共軸性

　光学系は，距離，屈折率，面から成り立つ．この3要素のうち，距離とは，光源と面までの距離，面と面の間の距離，一つの結像位置から別の結像位置への距離などである．屈折率は光が伝播する場である媒質の光の速さの比率であり，面は，どんな面でもかまわないが，工業製品として取り扱うとなれば，再現性から球面，あるいは，ある種の非球面を採用する．

　面は，球面あるいは非球面の幾何学的軸を一直線にならべて光学軸と称している．光学軸を一直線からずらせる必然性は，工業製品の要請からは通常生じてこない．

　一方，眼光学の長い歴史を振り返ってみると，眼球光学系に積極的に侵襲を加える医療は白内障と瞳孔整復術が主たるものであり，手術後の治療法は，眼球そのものに侵襲を加えない眼鏡レンズだけであった．コンタクトレンズの登場から，さらに，屈折矯正手術の登場に至り，眼球そのものが光学系として積極的な治療の対象となってきた．

　しかし，眼球の生理学的探求をしてきた先達は古くから眼球の光学的軸が単独でなく，それぞれの用途に応じて設定して利用してきた．同じ内容の軸が学派によって別の名前で呼ばれているものもあるが今大まかにみると，

　　光軸 optic axis

　　視軸 visual axis

　　注視線 fixation axis

　　照準線 line of sight

瞳孔中心線 pupillary axis

視軸（視線）visual line

などがある。これらの内容はすべて異なる。先達は古くから眼球光学系が共軸光学系でないことを承知していたのである。

最近，角膜トポグラフィーの発展により，角膜の中心部以外は球面を当てはめることができず，さらに中心部の光学中心は瞳孔の中心と一致しないことがわかってきた。瞳孔の大きさが変化するときは，瞳孔の中心が移動することもわかってきた。このようなことは，カメラ，光学測定器の世界では，想像だにできないことで，もしあれば，欠陥品として処理されて省みられることはない。光学製品の世界では，光学系の光軸は共軸で当たり前である。

光学的な軸

光軸：球面の中心を連ねる直線

視軸：固視点と中心窩を結ぶ直線

注視線：固視点と回旋点を結ぶ直線

照準線：固視点と入射瞳中心を結ぶ直線（実測可能）

瞳孔中心線：角膜前面に垂直で入射瞳中心に至る直線（実測可能）

視軸（視線）：固視点と眼球を結ぶ直線

眼球光学系の光線追跡は，一般の光線追跡法で

眼球光学系が非共軸光学系であるので，面の中心が一直線でない。それに軸上の光線追跡法を当てはめると複雑になる。それより，一般の光線追跡のほうが簡単であり，得られる情報も多くなる。

手術前の光学的シミュレーションは役に立ちます

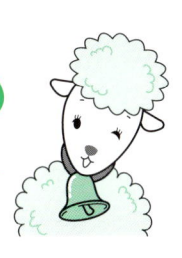

4 房水の屈折率が変わると

少し屈折率が変わる（小数点2桁目）だけで，1Dくらい変動する。また，前房を空気で満たせば約19Dの遠視になる（図9-4）。

図9-4 房水の屈折率

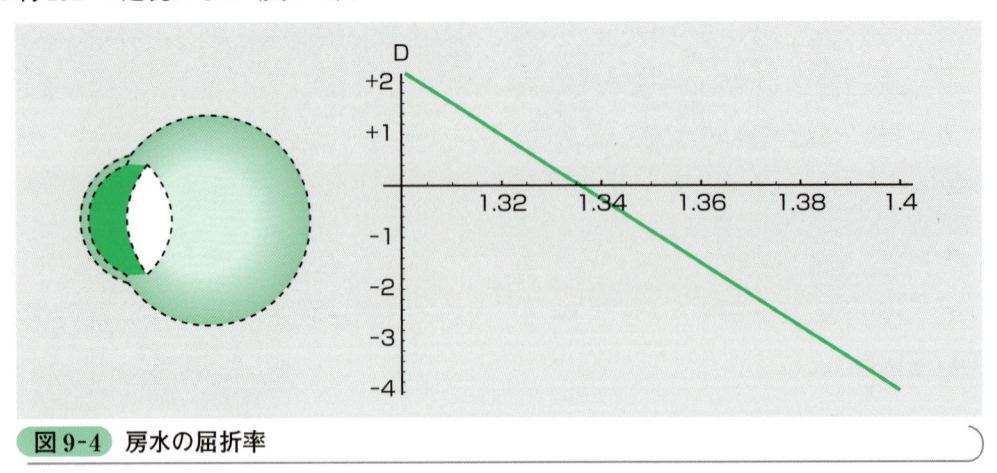

一般の光線追跡の例（1）

グルストランド模型眼から，角膜前面の曲率中心を0.5mmずらした非共軸光学系の一例。一見，黄斑部に大略結像しているように見えるが，図上で上に0.4mm（角度にして2°）ずれている。これは，網膜の錐体の密度分布からは無視できない。かなりの視力低下が起こる。

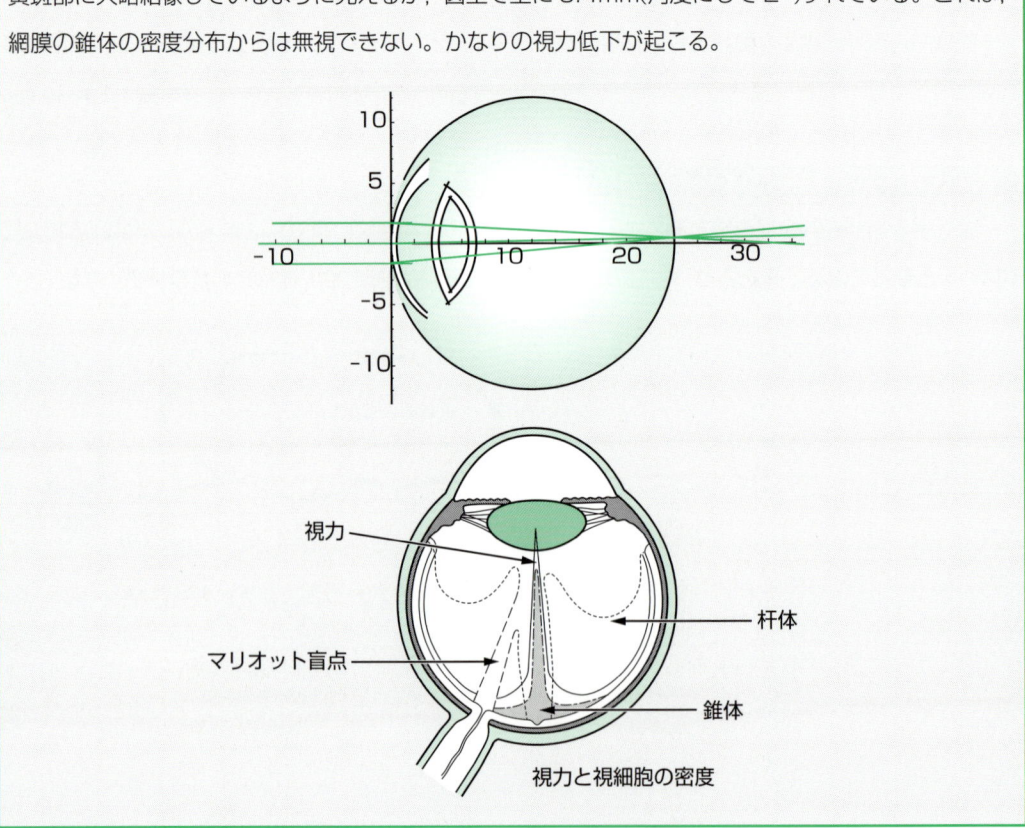

視力
マリオット盲点
杆体
錐体

視力と視細胞の密度

5 水晶体前面と後面の曲率半径が変わると

曲率半径の変化はあまり大きく屈折力の増加に寄与しない。特に後面は少ない（図9-5，6）。

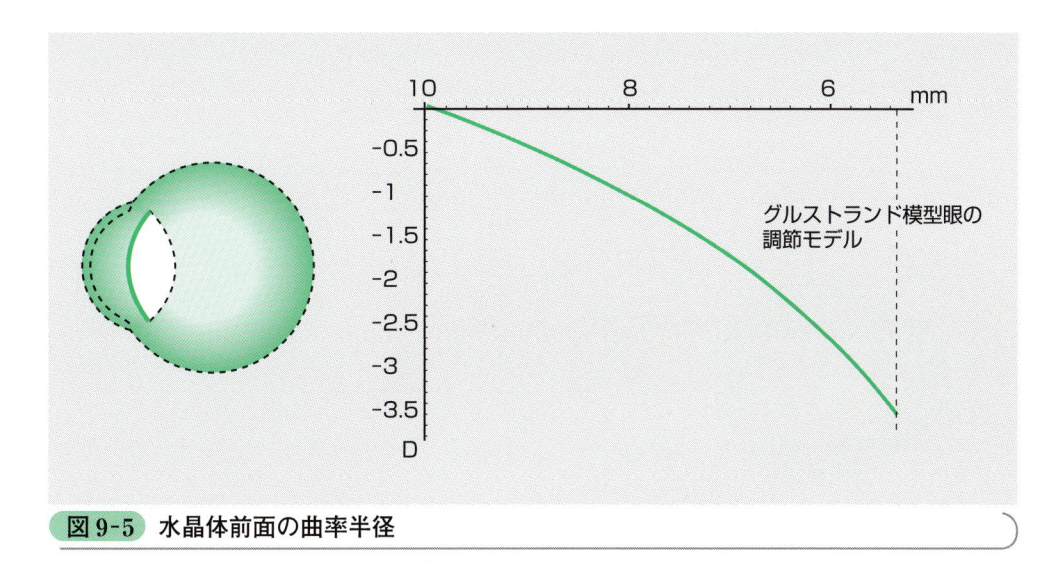

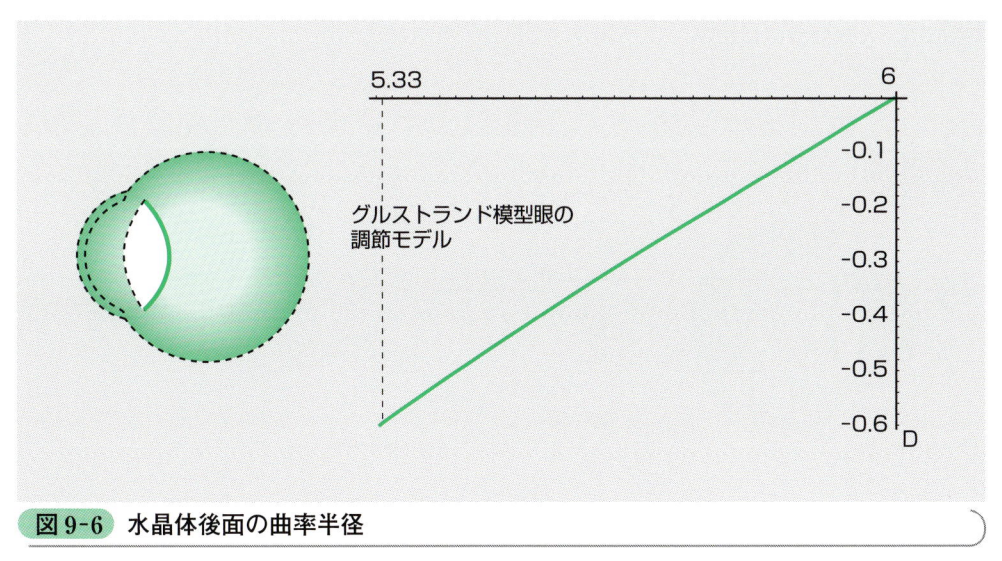

図9-5 水晶体前面の曲率半径

図9-6 水晶体後面の曲率半径

6 水晶体の屈折率が変わると

　水晶体核の屈折率がわずかに大きく（小数点3桁目）なるだけで，屈折力を増加し，さらに皮質の屈折率が減ずることによってその効果を増す。これは，屈折率勾配が大きく屈折力増加に寄与することを示している。屈折率分布型レンズである水晶体が，調節に際し，内部の屈折率分布を変えている可能性を示唆している（図9-7, 8）。

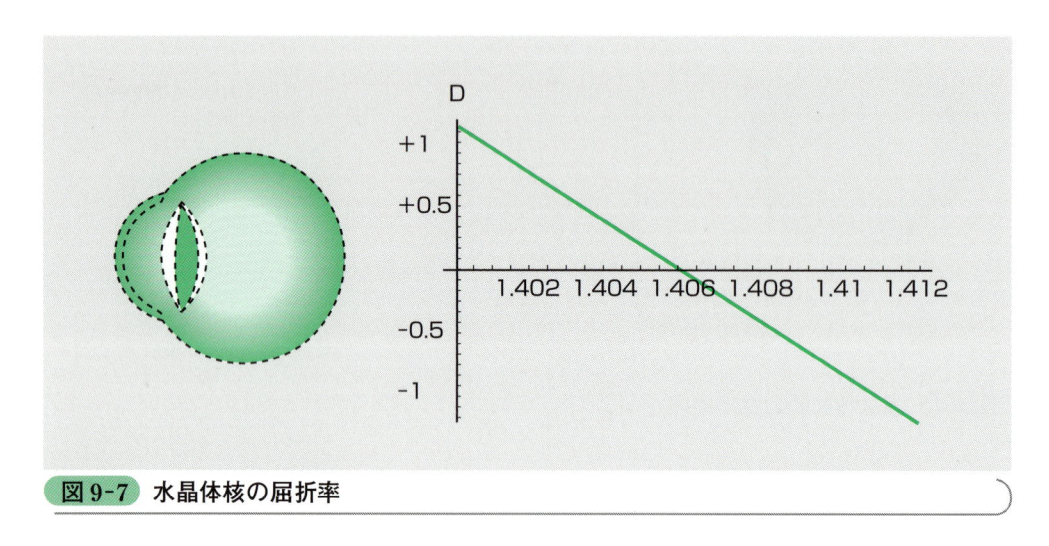

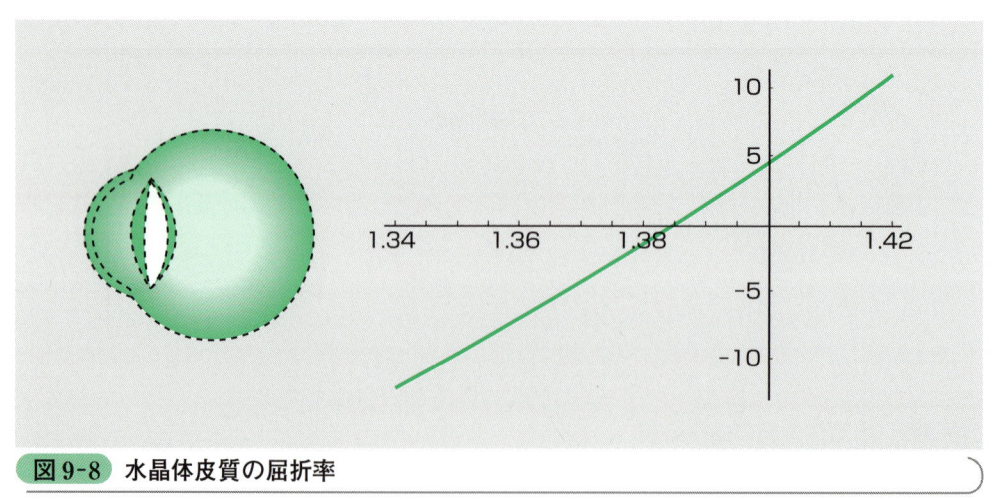

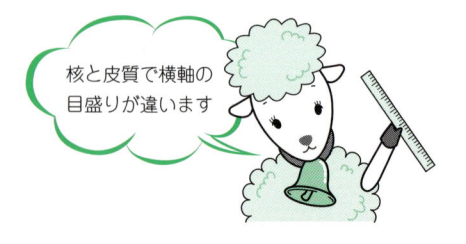

図9-7 水晶体核の屈折率

図9-8 水晶体皮質の屈折率

核と皮質で横軸の目盛りが違います

7 硝子体腔の長さが変わると

軸性屈折異常としてよく知られている通りである。しかし，眼軸長が30mmになっても−10Dを少し超えるだけである。20D近い近視は，水晶体などの異常値が関与することを示唆する（図9-9）。

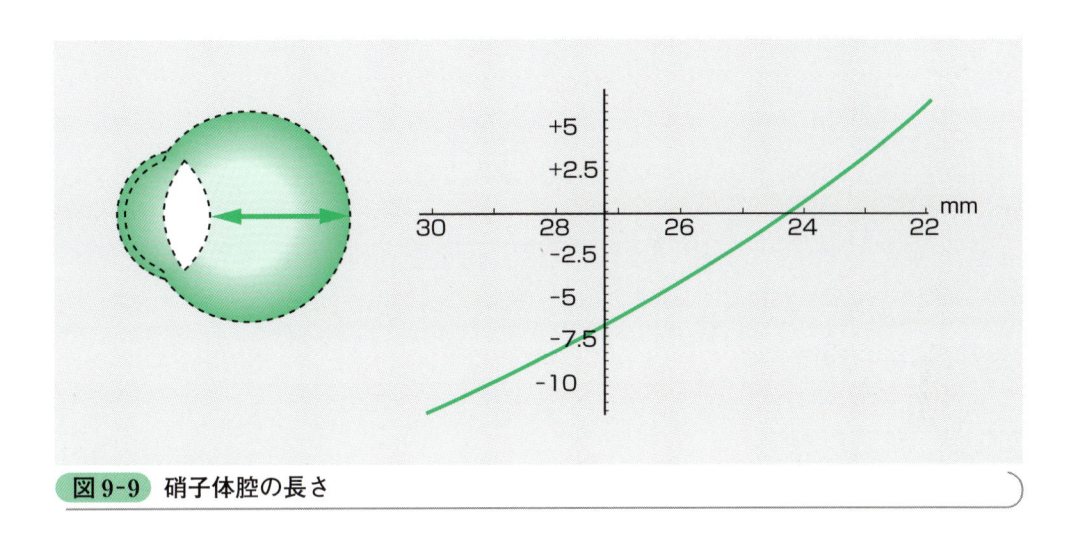

図9-9 硝子体腔の長さ

一般の光線追跡の例（2）

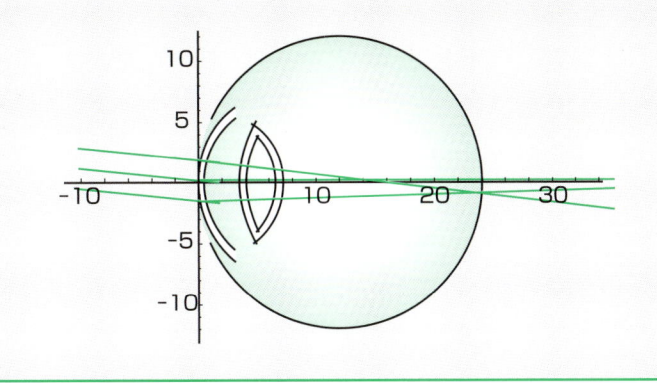

眼球への入射角が3°傾いているシミュレーションである。瞳孔の上縁と下縁を通る光線は（24mm，下へ0.9mm −角度にして4°−）で会うが，瞳孔中心に向かう光線は，上縁との光線とは15mm，上へ0.2mmで，下縁との光線とは59mm，上へ0.2mmで会う。

8 硝子体の屈折率が変わると

これは，屈折率を自由に設定できる人工硝子体ができれば，最強度の屈折異常も矯正可能である．硝子体を空気で置換すれば60Dの近視，屈折率1.403のシリコンオイルで置換すれば8Dの遠視となる（図9-10）．

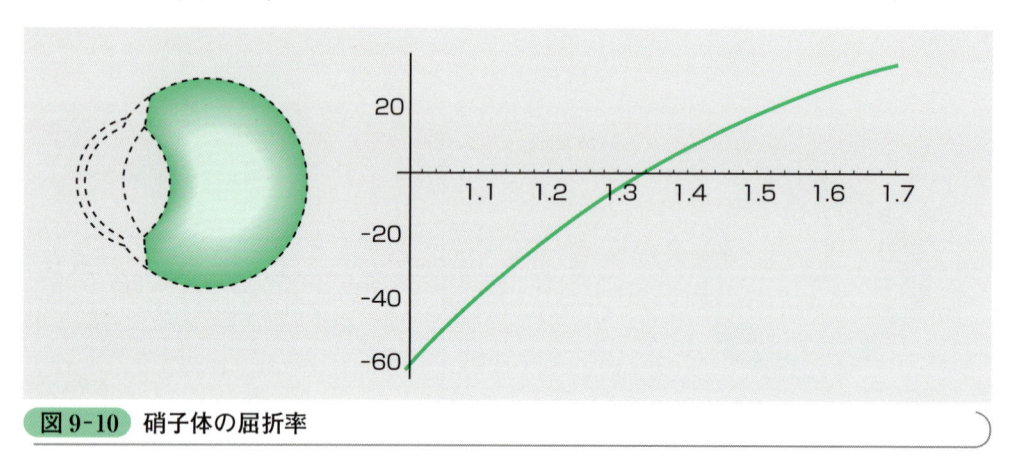

図9-10 硝子体の屈折率

一般の光線追跡の例（3）

視線が角膜中心と0.5mmの眼が，水晶体の亜脱臼を起こした外傷の治験例のシミュレーションである．検眼鏡的にも，蛍光眼底撮影でも著明な所見がないのに矯正視力が出なかった．1mmの亜脱臼のシミュレーションである．光線の会う点が，瞳孔上縁と下縁の光ではx：31mm，y：1.2mm，上縁と中央の光ではx：51mm，y：1.2mm，下縁と中央の光ではx：23mm，y：0.2mmでは，結像性能のかなり悪いことが納得できる．

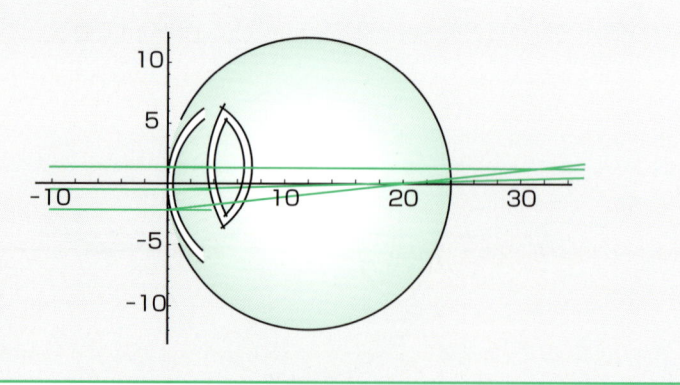

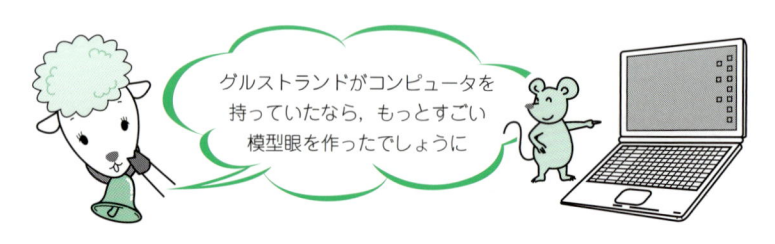

グルストランドがコンピュータを持っていたなら，もっとすごい模型眼を作ったでしょうに

索引

あ
アッベ数　70

い
一次波面　8
一般の光線追跡法　100

う
薄いレンズの公式　22

え
円錐　101
円柱　16
円柱軸　16
円柱レンズ　16, 17, 71
円柱レンズの軸　18
円柱レンズの転換　74
遠視　49
遠視の矯正　54
遠点　47
遠点による定義　51
遠方視計測法　79

お
オートレフラクトメータ　60
オルソケラトロジー　88
凹面鏡　9
凹（おう）レンズ　16
大型弱視鏡　33

か
カバーテスト　30
可視光線　25, 46
回折　7
回旋点間距離　78
鏡　9
角倍率　11
角膜　39, 100
角膜のネガティブゾーン　39
角膜のポジティブゾーン　39
角膜の涙液層　40
角膜表面の形状　39

角膜放射状切開術　90
硝子体　45, 107
干渉　7
眼球光学系共軸性　102
眼球光学系非共軸性　102
眼球の経線　37, 51
眼球の光軸　37
眼鏡調節　77
眼鏡枠の役目　75

き
幾何光学　1
器械の倍率　12
逆行　56
球面　101
球面レンズ　16, 17, 71
球面レンズ系　49
虚像　10
強主経線　51, 71
鏡面法　56
曲率　39
曲率半径　39
近視　49
近視の矯正　54
近軸光線追跡法　100
近点　47
近方視計測法　79

く
クロスシリンダー　63
グルストランド模型眼　38, 45
隅角　5
屈折　49
屈折異常の矯正　54
屈折角　4
屈折矯正手術　89
屈折検査　56
屈折検査・自覚法　61
屈折検査・他覚法　56
屈折光　4
屈折状態の定義　51
屈折状態の分類　49
屈折度　48

屈折の法則　3
屈折率　3
屈折率分布型レンズ　44
屈折力　20, 22, 48

け
ケラトメータ　86
形態的調整　75
検影法　56
検眼レンズセット　15
厳密な光線追跡法　100

こ
コーティング　7
コンタクトレンズ　81
交代視覚　87
光学系の要素　41
光学中心間距離　78
光学的調整　75
光学的な軸　103
光軸　16, 102
光線束　21
光線追跡法　100
後焦線　61
後面頂点屈折力　23
後面涙液層　83
虹彩　43

さ
ザイデルの5収差　25
最小錯乱円　61
最小偏角　32
参照波面　26

し
シャック・ハルトマン方式　27
視軸　102
視軸（視線）　103
色収差　25, 70
軸上の光線追跡法　100
絞り　13
射出瞳　13
斜乱視　52

索引

弱主経線　51,71
主点　22
収差　25
収束光線束　21
小児用レフラクトメータ　60
焦点　20
焦点深度　43
焦点による定義　51
照準線　102

す
スラブオフ加工　85
水晶体　44,105

せ
正視　49
正接スカラ　33
正乱視　49
正乱視の臨床上の分類　50
静的屈折　47
接線　4
接平面　4
線状法　56
全反射　5
前焦線　61
前房　42
前面頂点屈折力　23,66

そ
ソフトコンタクトレンズの
　光学　84
双曲線　72

た
多焦点レンズ　73
楕円　72
縦倍率　11
単焦点レンズ　73
短収束光線束　57

ち
中和　56
注視線　102
長収束光線束　56
頂点間距離　55,76
頂点間距離の補正　76
頂点屈折力　23
調節　49,53
調節域　67

調節ラグ　67
調節力　67
直乱視　52

て
点光源　3
点状法　56

と
トランケイション　85
トーリック面　71
トーリック面レンズ系　50
トーリックコンタクトレンズの
　光学　85
トーリックレンズ　71
投射光線束の種類　57
倒乱視　52
同行　56
同時視視覚　87
動的屈折　47
瞳孔間距離　78
瞳孔中心線　103
凸面鏡　9
凸（とつ）レンズ　16

な
ナノメートル　2

に
二次波面　8
入射角　3
入射光　4
入射点　5
入射瞳　13

は
ハードコンタクトレンズの
　処方概念　83
ハードコンタクトレンズの
　装用周期　82
ハードコンタクトレンズの
　光学　82
波動光学　1
波面　5
波面収差　26
倍率　11
媒質　3
発散光線束　21,56
反射角　3

反射光　4
反射の法則　3

ひ
非球面　101
非球面レンズ　72
光　1
光の進路　6
光ファイバー　5
標準比視感度　46
標準比視感度曲線　65

ふ
フォトレフラクション　60
フレネルレンズ　35
プラスレンズ　16
プリズム　29
プリズムによる眼の偏角　34
プリズムの頂　29
プリズムの基底　31
プリズムの光学　32
プリズムの軸　31
プリズムの底　29
プリズムの頂角　31
プリズムの頂点　31
プリズムの強さ　31
プリズムのはたらき　30
プリズム偏角　31
プリズムバラスト　85
不正乱視　49

へ
ベレンス氏プリズムバー　33
平行光線束　21
平凸レンズ　19
平面鏡　4,9
偏光　6
偏光板　6

ほ
補償光学　26
放射線乱視表　61
放物線　72
法線　4
房水　104

ま
マイクロメートル　2
マイナスレンズ　16

膜プリズム　35

み

ミリメートル　2

め

メニスカスレンズ　19
面屈折力　86

も

網膜　46
網膜共役点　47
網膜像の拡大・縮小　76

よ

横倍率　11

ら

乱視矯正角膜切開術　91
乱視検査　61
乱視軸　51

り

理想波面　26
両眼開放視力検査　6
両凸レンズ　19
臨界角　6

る

涙液のレンズ効果　83

れ

レッドグリーン検査　46, 65
レンズ　10
レンズ交換法　63
レンズの型　19
レンズの屈折力　21
レンズの種類　16
レンズの焦点　21
レンズのプリズム効果　35
レンズメータ　74

ろ

老視　51
老視矯正術　97
老視用コンタクトレンズの
　光学　87

A

AK　91
astigmatic keratotomy　91

D

d 線　70

E

e 線　70

I

ICR　97
intraocular lens　97
intrastromal corneal ring　97
intrastromal corneal レンズ　97
IOL　97

L

LASEK　95
laser epithelial keratomileusis　95
laser in situ keratomileusis　94
LASIK　94

P

phakic intraocular lens　96
phakic IOL　96
photorefractive keratectomy　92
PRK　92

R

radial keratotomy　90

S

spectacle accommodation　77

診療必携　早わかり眼光学	定価（本体4,300円＋税）

2004年 3 月20日　　第1版第1刷発行
2006年 2 月10日　　　　　第2刷発行
2006年12月20日　　　　　第3刷発行
2009年 3 月30日　　　　　第4刷発行
2010年 7 月20日　　　　　第5刷発行

著　者　西信　元嗣
　　　　（さい　しん　もと　つぐ）

発行者　川井　弘光

発行所　金原出版株式会社
　　　　〒113-8687　東京都文京区湯島2-31-14
　　　　電話　編集 ──────── (03)3811-7162
　　　　　　　営業 ──────── (03)3811-7184
　　　　FAX ────────── (03)3813-0288
　　　　振替口座 ──────── 00120-4-151494
　　　　http://www.kanehara-shuppan.co.jp/

© 2004
検印省略
Printed in Japan

ISBN978-4-307-35113-3　　　　　　印刷・製本／(株)真興社

JCOPY <(社)出版者著作権管理機構　委託出版物>
本書の無断複写は著作権法上での例外を除き禁じられています。複写される場合は，そのつど事前に，(社)出版者著作権管理機構（電話 03-3513-6969，FAX 03-3513-6979，e-mail：info@jcopy.or.jp）の許諾を得てください。

　　　小社は捺印または貼付紙をもって定価を変更致しません
　　　乱丁，落丁のものはお買上げ書店または小社にてお取り替え致します